復職ガイダンス 活用 ハンドブック

日本産業衛生学会関東地方会「産業保健における復職ガイダンス策定委員会」編

篠原出版新社

初版の序

　産業保健分野において，科学的根拠に基づくガイドラインが求められており，その意義は今後ますます高まると考えられる．臨床における診療ガイドラインは，作成方法が標準化されて普及・活用が進んでいるが，産業保健分野では企業ごとの背景が多様で標準化は難しく，システマティックレビューに採用できる日本の介入研究の報告はほとんどない．

　「科学的根拠に基づく産業保健における復職ガイダンス 2017（復職ガイダンス 2017）」は，平成 26 年日本産業衛生学会の「近未来の産業衛生に係る研究課題」として提案され，第 90 回日本産業衛生学会総会（東京）のシンポジウムでパブリックコメントをいただいたうえで，日本産業衛生学会関東地方会 HP（http://jsohkant.umin.jp/misc/3HP/guidance_summary.pdf）にて平成 29 年 5 月より全文が公開されている．今後も引き続き，わが国の産業保健の現場から質の高い介入研究の成果が集積されることが期待される．

　本書は世界標準のガイドライン作成方法である，GRADE に沿って作成された「科学的根拠に基づく産業保健における復職ガイダンス」について，産業保健現場で実践する際のヒントを推奨ごとにわかりやすく記述した．詳細なエビデンスについては，HP に公開されているエビデンス集を参照してほしいと著者らは述べているが，それは，事例が提示され具体的な対応が解説されているからである．わずか 82 ページのコンパクトな本書であるが，推奨を実践するときのポイントを掲載し，参考となる事例を記載するなど活用しやすいように工夫されている．責任編集者の小島原典子先生は，公益財団法人 日本医療機能評価機構 EBM 情報部（Minds）の診療ガイドライン普及・活用部会の部会員でもあり，システマティックレビューとして統合したエビデンスから産業保健活動の推奨を提示することで，わが国の産業保健活動の在り方に一石を投じていただいたと思っている．

　最後に，筆者が「復職ガイダンス 2017」について関東地方会ニュースに寄稿した文章を引用したい．「システマティックレビューが必要だという認識を共有し，我が国で求められている研究課題を明確にできたことは有意義であり，復職ガイダンスの公開が，科学的根拠に基づいた産業保健活動を実践するためのスタートラインとなることを期待している．」

　本書が，科学的根拠に基づく産業保健活動を実践しようとしている産業医，産業保健職，衛生管理者など人事労務担当者の一助となり，さらに，介入の効果を社内だけでなく，研究成果として社外に公表する機運が高まる動機になることを祈念している．

2018 年 9 月

日本産業衛生学会関東地方会 会長
柳澤 裕之

目 次

初版の序 *iii*

第1部 総論

第1章 はじめに 2

第2章 産業保健における復職の概念と疫学 6
  復職の定義 *6*
  わが国の休業補償制度と産業保健における復職に関わる制度 *7*
  海外の休業補償制度と産業保健における復職に関わる制度 *9*
  各疾患の一般的な休職期間の疫学 *10*

第3章 労働衛生管理の確認 11
  企業を取り巻く環境の変化 *11*
  休復職は人事異動… *11*
  労働衛生管理のトータルコーディネートと安全健康配慮義務 *12*
  医療情報と人事処遇～一線を画すべき *13*
  Case 1 休復職を繰り返す男性技術社員Aさん（入社7年目，36歳） *15*

第4章 復職準備性の判断 18
  総合的な視点が必要となる復職準備性の判断 *18*
  資料から整理された復職準備性の判断に活用できる項目 *19*
  復職準備性の判断項目をどのように活用するか（実行可能性） *21*
  Case 2 再休職となったメンタルヘルス不調のBさん（入社3年目，26歳） *23*

第2部 レビュークエスチョンと推奨

第5章 復職支援プログラム 26
  復職支援プログラムの目的 *26*
  システマティックレビューと推奨の概要 *27*
  実態と効果 *27*
  実行可能性 *29*
  Case 3 上司の態度が気になり復職を失敗したCさん（入社14年目，40歳） *32*
  Case 4 工場勤務の女性Dさん（入社10年目，35歳） *34*

第6章 主治医や医療機関との連携 36
  職場復帰支援における主治医や医療機関との連携の目的 *36*
  システマティックレビューと推奨 *37*
  連携の実態 *38*

連携のタイミングと留意事項（本人の同意の前提と健康情報の管理）　*39*
　　　がん患者の復職や治療と仕事の両立支援をめざした連携の保険診療上の評価　*41*
　　　Case 5　メンタルヘルス不調で休復職を繰り返すEさん（入社6年目，28歳）　*44*
　　　Case 6　食道がんが判明したFさん（入社25年目，57歳）　*46*

第7章　ソーシャルサポート　*48*

　　ソーシャルサポートの目的　*48*
　　システマティックレビューと推奨の概要　*49*
　　実態と効果　*49*
　　リーダーシップ理論　*50*
　　Case 7　病識のないGさん（入社30年目，52歳）　*55*

第8章　復職時の就業上の配慮　*56*

　　システマティックレビューと推奨の概要　*56*
　　実行可能性　*58*
　　注目されている制度　*58*
　　Case 8　昇進を機に体調不良となり休職したHさん（入社10年目，32歳）　*60*
　　Case 9　理由を問わないテレワークを選択したIさん（入社4年目，26歳）　*62*

第3部　資料

第9章　「科学的根拠に基づく産業保健分野における復職ガイダンス2017」の作成方法　*64*

　　準備　*64*
　　スコープ　*64*
　　システマティックレビュー　*64*

第10章　採用論文　*68*

略語集　*76*

参考資料　*78*

索　引　*81*

コラム

　　・休業と休職は大違い　*14*
　　・業務外のストレス　*17*
　　・プレゼンティズム（presenteeism）とアブセンティズム（absenteeism）　*22*
　　・主治医との連携　*43*
　　・ソーシャルサポートの評価方法　*54*
　　・働き方改革　*59*
　　・利益相反（COI）　*67*

第 I 部 総論

第1章　はじめに

第2章　産業保健における復職の概念と疫学

第3章　労働衛生管理の確認

第4章　復職準備性の判断

I はじめに

Point
- 私傷病によって4週間以上休職する労働者に対して，休職中の対応について4週間以内に照会することを含めて，休職・復職に関する内規を整えることが第一歩．
- 働き方改革をうけて，働き方の多様性を可能にする就業規則の改定を検討する．

　わが国の休職者数は急激に増加し，とくにメンタルヘルス疾患による休職期間の長期化が社会問題となっているが，会社，医療側での過剰な安全配慮も影響しているのではないだろうか．英国の National Institute for Health and Care Excellence (NICE) が Managing long-term sickness and incapacity for work[1]，米国の American Medical Association (AMA) による Guides to the Evaluation of Work Ability and Return to Work[2]（以下 AMA Guide と略す）など，**海外では，休職者に対し，健康と安全に働ける状態の最も早期の復職を奨励することが一般的**である．

　本書は，日本産業衛生学会関東地方会により公開された「科学的根拠に基づく産業保健における復職ガイダンス2017（復職ガイダンス2017）」（復職ガイダンス策定委員会編）[3]を活用しやすくした実践書である．職場が関与する介入リワークについて推奨を提示した．**1）認知行動療法（CBT）を活用した職場支援プログラム，2）主治医など臨床との連携，3）ソーシャルサポートによる介入，4）時短勤務など復職時の配慮**の4つのレビュークエスチョン（RQ）と推奨について図1-1にまとめた．「事業場における治療と職業生活の両立支援のためのガイドライン」などの行政の取り組みや，働き方の多様性への柔軟な対応について，産業保健スタッフのいない中小規模の事業場でも，社内の規則などを見直す際に参考にしていただきたい．

　図1-2に示すように，業務遂行能力について，リスク，職務能力，耐性の3点を検討し早期の復職を促進する．労働者がその業務を行うことでリスクがあるときに，「業務上のリスクに対する就業制約（work restriction，就業制約と略す）」を診断書に記載すべきであり，労働者が身体的・精神的にできない，「症状固定に対する就業限界（work limitation，就業限界と略す）」と明確に区別し，不必要な配慮をしないことを強調しておきたい．

　図1-3に「復職ガイダンス2017」の推奨をまとめたアルゴリズムを示す．4週間以上の私傷病による休職者に対して，休職中の連絡先，支援の希望を確認することが円滑な復職の第1歩となる．

図 1-1 休職中の労働者の復職に関するレビュークエスチョン（RQ）と推奨のまとめ

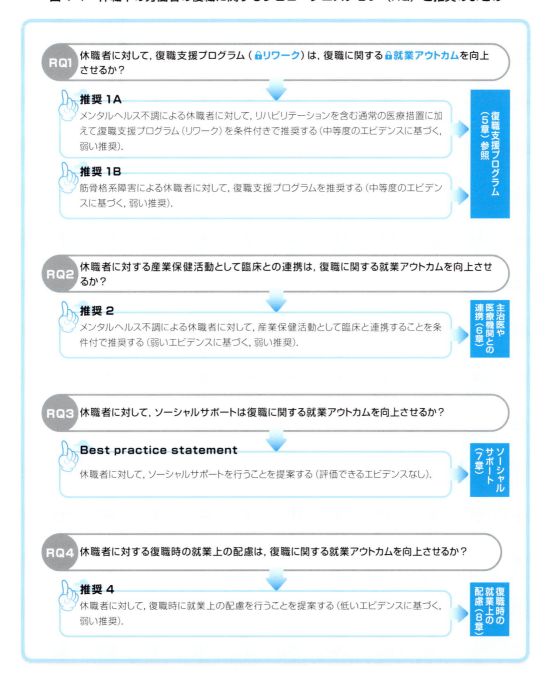

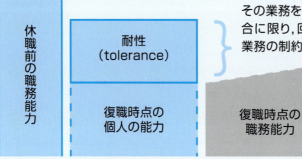

図 1-2　復職時の就業上の配慮（AMA Guide[2]）の内容を筆者が図示）

参考文献

1) Workplace health : long-term sickness absence and incapacity to work. Public health guideline [PH19], 2009　https://www.nice.org.uk/guidance/ph19（2018.9.9 参照）
2) James B Talmage, J Mark Melhorn, Mark HH : AMA Guides to the Evaluation of Work Ability and Return to Work : second edition. American Medical Association, 2011
3) The Japan Society for Occupational health, Kanto Branch. Evidence-based Return-to-work Guidance in Occupational Health 2017　http://jsohkant.umin.jp/misc/3HP/guidance.pdf（2018.9.9 参照）.

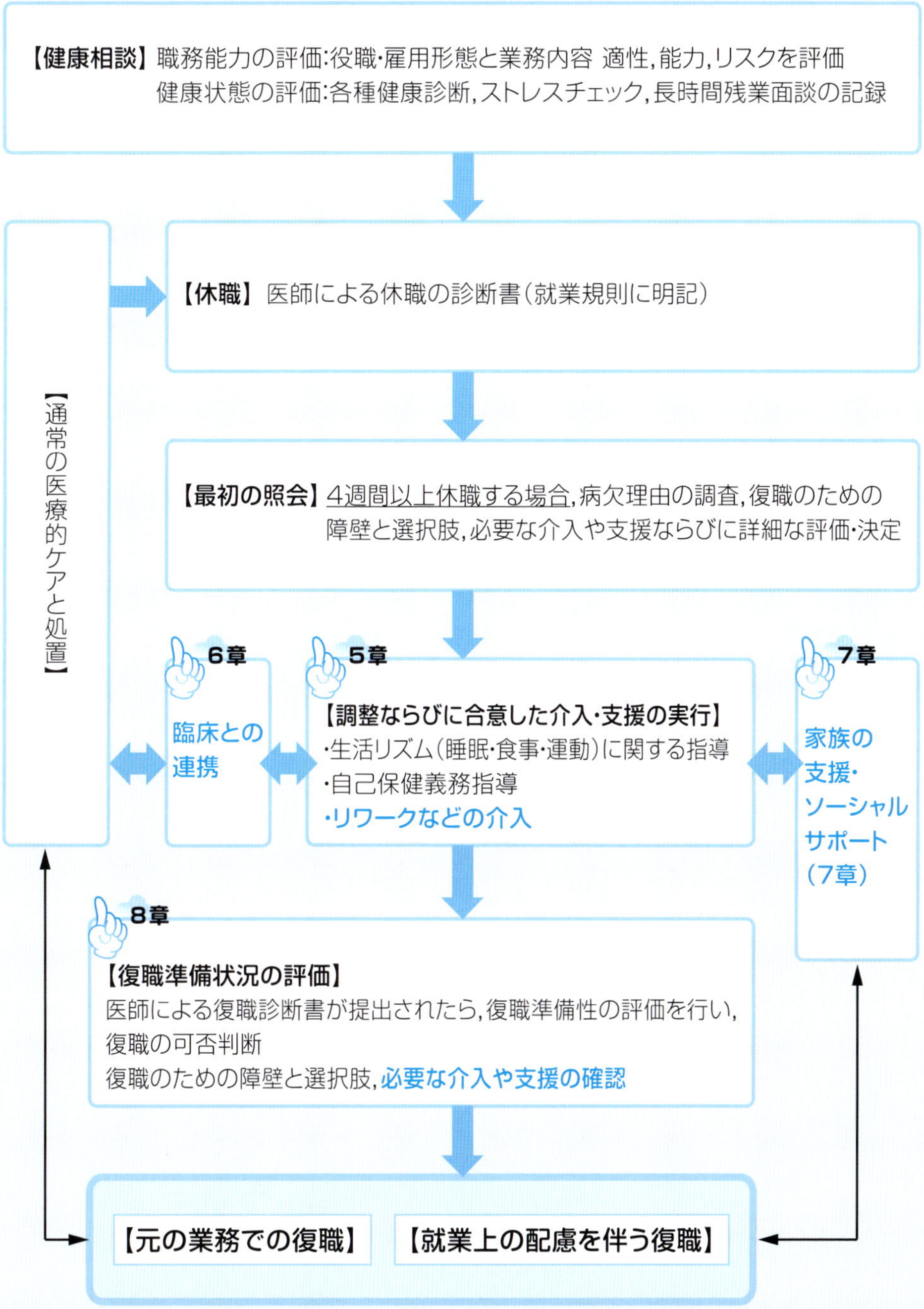

```
┌─────────────────────────────────────────────────────────┐
│【健康相談】職務能力の評価:役職・雇用形態と業務内容 適性,能力,リスクを評価 │
│           健康状態の評価:各種健康診断,ストレスチェック,長時間残業面談の記録 │
└─────────────────────────────────────────────────────────┘
                            ↓
┌─────────────────────────────────────────────────────────┐
│【休職】医師による休職の診断書(就業規則に明記)                │
└─────────────────────────────────────────────────────────┘
                            ↓
┌─────────────────────────────────────────────────────────┐
│【最初の照会】4週間以上休職する場合,病欠理由の調査,復職のための │
│             障壁と選択肢,必要な介入や支援ならびに詳細な評価・決定│
└─────────────────────────────────────────────────────────┘
```

【通常の医療的ケアと処置】

6章 臨床との連携 ←→ 5章【調整ならびに合意した介入・支援の実行】
・生活リズム(睡眠・食事・運動)に関する指導
・自己保健義務指導
・リワークなどの介入
←→ 7章 家族の支援・ソーシャルサポート(7章)

8章【復職準備状況の評価】
医師による復職診断書が提出されたら,復職準備性の評価を行い,復職の可否判断
復職のための障壁と選択肢,必要な介入や支援の確認

【元の業務での復職】　【就業上の配慮を伴う復職】

図 1-3　復職のアルゴリズム

※最初の照会のタイミングは4週間を基準としたが,各企業の就業規則に従って対応する.

2 産業保健における復職の概念と疫学

Point
- 「復職ガイダンス2017」では，私傷病による4週間以上の休職を対象としている．

復職の定義

　「復職ガイダンス2017」では，「同一病名で4週間以上継続した私傷病による🔒**休職**」を対象とし，復職を希望する労働者が円滑に復職できるための推奨を提示している．

　同じ疾患でも，選択した治療の違い，社会的背景，人間関係等の職場環境，個人的意向の違いにより対応に幅があるため，疾患横断的な一般論に加えて個別的，合理的な健康配慮が必須である．特に，年少者，妊婦，再雇用の高齢者，障害者雇用，同一疾患による何回にもわたる繰り返し休職などは個別の考慮が必要となることが多い．**図2-1**に，わが国の一般的な休職から復職までの流れを示す．企業によって🔒**病気欠勤**の規定は，0〜6カ月程度とさまざまで，労務管理としては🔒**休業**扱いとなり，本ガイダンスでは，連続休業期間として1カ月未満の休業は対象としない．

　最大医療改善（maximum medical improvement；MMI）が，復職時または復職後一定期間付与される就業制約によって元の業務ができるレベルまで回復していることもあるが，MMIまで回復しても障害が残り，業務に制約がある場合は，就業限界（work limitation）が必要となる．症状が固定し復職が難しい場合は，退職，（障害認定を受ければ）障害年金に移行するが，復職に関わらない長期的障害の判断，介入は「復職ガイダンス2017」には含まない（4頁図1-2参照）．

休職	労働者の休職の申し出に対し，会社が業務停止を命ずる（14頁コラム「休業と休職は大違い」参照）．
病気欠勤	一般的な「欠勤」が自己都合によるもので，無給である場合が多いのに対し，病気療養を理由とした場合は，有給（診断書要）とすることを就業規則で規定する制度．
休業	主に企業に理由があり，働けない状態．育児休業，介護休業など休暇が続く場合にも使われる．

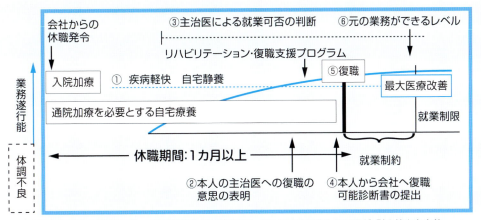

図 2-1 わが国の一般的な休職から復職までの流れ

① 疾病軽快：退院時には，一般に日常生活が送れるレベルにまで回復しているが，引き続き自宅静養を要することが多い．この時期のリハビリテーション，復職支援プログラムは，業務遂行能力を高める目的で，復職後も継続されることがある．
② 本人の主治医への復職の意思の表明：日常生活レベルからさらに，就労可能レベルまで回復したと本人が自覚する段階．主観的判断なので，ばらつきが大きい．
③ 主治医による就業可否の判断：一般的な就労が可能なレベルまで回復しているか判定する．
④ 本人から会社へ復職可能診断書の提出．
⑤ 事業主（会社）による復職可能判断が行われ，復職を命じる．🔒産業医・🔒衛生管理者・人事部門・職場によって協議されることが望ましい．
⑥ 復職時には達成できていないこともあるが，最終目標として業務遂行能力が元の就業が可能なレベルに回復するまで支援する．

わが国の休業補償制度と産業保健における復職に関わる制度

　日本では，被用者健康保険の被保険者の 4 日以上の私傷病による休業に対し，傷病手当金の制度がある（健康保険法第 99 条）．保険加入期間の条件はなく，申請すれば加入する健康保険から標準報酬月額の 60％ が支給され，独自の制度で加算され 100％ の報酬が補償される企業もある．協会けんぽによれば，傷病手当金の支給は 60 ～ 64 歳が 13％ で最も高く，1 件当たり平均支給期間は約 31 日以下が 75％ であった．平均支給期間が長い傷病は，男女とも精神及び行動の障害（213.18 日），神経系の疾患（193.60 日），循環器系の疾患（193.14 日）であり，平均支給期間は女性（153 日）より，男性（170 日）の方が長い傾向があった．傷病手

産業医	企業で労働者の健康管理を担当する医師．安衛法で 50 人以上の事業場で選任が義務づけられている．
衛生管理者	事業場の衛生管理担当者の国家資格．労働基準法で，50 人以上の事業場で選任が義務づけられている．

表 2-1 休業中の公的所得補償制度の国際比較

(公益財団法人 日本障害者リハビリテーション協会 情報センターの和訳を許可を得て一部改編)

国名	制度の名称	財源	補償対象	補償内容	支給期間介入
日本	傷病手当（社会保険）	保険料 雇用者・被雇用者	被雇用者健康保険の被保険者	最長1年半 4日目から標準報酬月額の60%	規定なし
オーストラリア	疾病手当（社会扶助）	一般歳入	オーストラリア居住者	最長4年 所得，資産に基づき配偶者，扶養家族の有無も影響する	
ノルウェー	疾病補償（社会保険）	給与所得税	ノルウェー居住者およびノルウェー国籍の非居住者 14日以上勤務および一定額の以上の年収	最長52週 賃金の100%（限度額あり）	リハビリテーション計画の作成
ノルウェー	職業/医学リハビリテーション給付（年金保険）	給与所得税	年金保険3年以上加入する16歳から66歳で12カ月以上休職者，50%以上労働力減少がある者	最長1年 以前の勤労所得の3分の2（限度額あり）	
スウェーデン	疾病プログラム（社会保険）	給与所得税	スウェーデン居住者同一雇用主の下で14日以上の勤務	最長1年（賃金の80%）延長最大550日（賃金の75%）*1	リハビリテーションサービス計画書作成
スウェーデン	資力審査付活動補償（社会保険）	給与所得税	19歳から29歳までの労働力が少なくとも25%以上減少している者，所得基準に達している者	最長3年 職業的機能障害の程度，以前の収入，年齢に基づく 最高で以前の平均所得の64%	
スウェーデン	補償付活動補償（社会保険）	給与所得税	19歳から29歳までの労働力が少なくとも25%以上減少している者，社会保険に一定期間の加入，スウェーデンに3年以上居住	最長3年 職業的機能障害の程度と年齢に基づく 最高で以前の平均所得の64%	
ドイツ	短期疾病（社会保険）	保険料 雇用者・被雇用者	公的医療保険の被保険者（全国民の87%が加入 2014年*2）	最長84週 当初6週間：100% その後：総所得の70%	リハビリテーションの可能性審査
ドイツ	職業リハビリテーション給付（障害者福祉）	労災，医療，年金保険料／社会扶助など	短期疾病，障害年金制度でリハビリテーションと復職の可能性が認められた者	最長2年 トレーニングや再訓練の現物支給の他，総所得の60%の現金給付	リハビリテーション，再教育，職業訓練など

国名	制度の名称	財源	補償対象	補償内容	支給期間介入
オランダ	傷病手当（社会保険）	保険料 被保険者・雇用者	オランダ居住者および非居住者でオランダに納税する被用者 定められた年収の下限上限を超えない者	最長2年 1年目：100%，2年目：総所得の70%	職務健康サービスによる医学評価，リハビリテーション計画
英国	法定疾病手当	雇用主	被用者	28週 週89.35英ポンド [*3]	規定なし
南アフリカ	一時的障害交付	一般歳入	18歳以上の南アフリカ国民であり居住者	12カ月 月700ランド	
アメリカ	障害保険（州立社会保険）	給与所得税	州によって異なる	州によって異なる	

[*1] 2008年7月より変更 厚生労働省2015年海外情勢報告．第3章 欧州地域にみる厚生労働施策の概要と最近の動向・第3節 スウェーデン王国 社会保障施策
http://www.mhlw.go.jp/wp/hakusyo/kaigai/16/dl/t3-06.pdf （2017.4.25 accessed）
[*2] 厚生労働省2015年海外情勢報告．第3章 欧州地域にみる厚生労働施策の概要と最近の動向・第2節 ドイツ連邦共和国 社会保障施策より最新データに変更
http://www.mhlw.go.jp/wp/hakusyo/kaigai/16/dl/t3-04.pdf （2017.4.25 accessed）
[*3] https://www.gov.uk/statutory-sick-pay より最新データに変更（2017.4.25 accessed）

当金の支給と診療報酬明細書（入院）の構成割合は必ずしも一致しない．

Organization for Economic Co-operation and Development（OECD）の[1] 疾病による病気休業の公的現金給付と国内総生産に対する比率では，わが国は，OECDの中でも低くなっているが，休職に関わる補償費用は，年々健康保険組合の財政を圧迫しつつあり，大きな問題となっている．

海外の休業補償制度と産業保健における復職に関わる制度

表2-1 に記載されている日本以外の8か国では，オーストラリア，ノルウェー，スウェーデン，ドイツ，オランダ，南アフリカにおいて，税金をもとにした公的休業補償制度があった．英国は，企業による制度，アメリカは州ごとの制度で，例えばカルフォルニア州では，最長52週まで収入の55％（限度額あり）が補償される．補償期間は，最長1年から4年で，障害が固定した場合は多くの国で，日本と同様に🔒障害年金に移行する．

障害年金　傷病によって日常生活や仕事などが制限されるようになったとき認定され，支給される．国民年金の「障害基礎年金」，厚生年金の「障害厚生年金」（保険料納付要件が必要）の2種類がある．

日本と同様に，雇用者と被雇用者の保険料を財源とする制度は，ドイツとオランダにみられたが，いずれも休職中の🔒リハビリテーションなどの介入が必要であり，オランダでは雇用者に職業リハビリテーション計画の作成，被雇用者には参加の義務がある．休職期間中の会社との接触が規定されており，治療担当者との連携も進んでいる．

　オランダや北欧諸国では，1980年代から労働者の長期病気休業による生産性の低下と，休業中の所得補償の増大が社会問題となっていた．フランスをはじめ，オランダ，ドイツには，日本に近い産業医の選任義務があるが，北欧諸国では，国の産業保健サービス，英国，アメリカでは企業外産業保健サービス機関が中小企業の医学管理，リスク管理を担当している．本ガイダンスでは，このように多様な産業保健体制における復職制度をもつ海外からのエビデンスを基にして推奨を作成しており，適用には留意が必要である．

各疾患の一般的な休職期間の疫学

　わが国の疾患ごとのエビデンスは限られているが，患者調査の入院期間と比較することは一定の目安となる．🔒 full return to work（full RTW）と就業上の配慮としての🔒 partial return to work（partial RTW）の定数が，論文によって異なっていることにも対応が必要である．同一疾患でも，ステージ，治療法により入院期間，自宅静養期間は異なり，元の業務の要求度によって復職判断も様々であるため，休職期間の判断は慎重に行う必要がある．

参考文献

1）全国健康保険協会　全国健康保険 協会管掌全国健康保険 現金給付受者状況調査報告 平成27年度 https://www.kyoukaikenpo.or.jp/~/media/Files/honbu/cat740/2809/280920/280920701.pdf（2018.9.9 参照）

リハビリテーション	身体的，精神的，かつまた社会的に再び適した状態になること．本来あるべき状態への回復．
full return to work（full RTW）	正規雇用者が元の勤務時間で復職すること．復職から一定期間は，時間外労働の制限，軽減業務などにより報酬は元の通りでない場合もある．
partial return to work（partial RTW）	正規雇用者が短時間勤務で復職することを指す場合が多いが，報酬が休職前よりも減少した場合，勤務時間の短いパート勤務に変更した場合など，研究，調査によって定義が異なるので注意が必要（57頁キーワード「短時間勤務」参照）．

3 労働衛生管理の確認

Point

- 自社を取り巻く環境の変化と，その対応策についてアップデートを定期的に行う．
- 企業において休職ならびに復職は広義の人事異動であり，会社からの命令が出されるものと認識する．
- 職場ストレスの3大要因（仕事の量，仕事の質，職場の人間関係）に対する，安全配慮義務が重要．
- 労働衛生3管理として，当該労働者の仕事をする物理的，心理的環境＝作業環境管理，仕事の仕方・負荷・時間など＝作業管理，疾病の状態や日常の生活指導，健康教育など＝健康管理を意識したマネージメントを心がける．
- 医療情報を取り扱うときは，個人情報保護を徹底する．

企業を取り巻く環境の変化

近年，企業を取り巻く環境は，グローバル化による企業間競争激化，少子高齢化による労働力不足などが顕在化しつつある．締め切りや納期を確保し，生産性を維持するために長時間労働を余儀なくされているが，正社員と非正規社員の賃金格差が大きいことも問題となっている．正社員に対する柔軟な働き方，非正規社員（パートタイム）から正社員（フルタイム）への移行の促進，さらには女性および障害者活用など，多様化した働き方を導入し，労働者が就業を継続しやすい環境を形成する「働き方改革」は企業にとって喫緊の課題となっている[1]．

働きやすいことは，企業のブランドイメージにも繋がり，雇用形態，短時間勤務，在宅勤務などの働き方や企業風土や人材マネジメント〜魅力ある人材づくり，魅力ある職場づくり，さらには健康やストレスへの教育やサポートなど，多様化するニーズへの対応を平時より模索する必要がある．それでも，休職者が出てしまったとき，企業としてどう対応するべきか労働衛生管理の面から解説する．

休復職は人事異動…

さて，企業において休職ならびに復職は広義の人事異動であり，会社からの命令が出されるものである．そもそも，休職は，疾病罹患の状態で，無理をしながら就労し出勤と欠勤を繰り返し，疾病が悪化することで休業（病気欠勤）し，さらに休業が長期間となった場合，治療に専念する

ことを目的に一定期間を命じられる．🔒労働安全衛生法にある🔒病者の就業禁止や病者への配慮に基づき，就業規則に定められていることがある．休職は，会社からその労働者の業務を停止させる，または労働者からの休職の申し出を会社が承認することで，社会保険料は発生する．休業は，労働者，または企業に何らかの事情があって働けない状態で，育児休業，産休以外は社会保険料が発生する．労働者側の事情の場合は，賃金は発生しないので各種給付金を申請し，会社側の事情の場合は，会社は休業手当を支払う義務がある．

一方，復職とは，疾病の改善が認められ，疾病と仕事の関係で業務に耐えうることができ，主治医より就労可能と判断された時点で，休職が解かれ再び仕事を行うことができるようになることである．

労働衛生管理のトータルコーディネートと安全健康配慮義務

これまで企業では，業務上外の疾病は，あくまでも個人の問題と捉えて，疾病による就労上の生活制限に対して社会通念上必要な就労の援助・サポートを行っていた．古くから，結核性疾患に対する延長傷病手当付加金，人工透析に伴う治療早退に対する扱い，長期治療が必要な場合の療養積立休暇制度の導入などがある．また，仕事によって疾病が増悪しないように，必要に応じて担当業務の変更や就労時間の短縮などを実施して，🔒安全健康配慮義務を履行している．

復職後の労働衛生管理は，産業医や看護職との連携による疾病の状態確認と管理，主治医との連携，健康教育指導が中心となりがちだが，就労が疾病に対する影響を鑑み，並行して働き方の検討も行わなければならない．図3-1 に示すように，仕事の量・質，職場の人間関係など，職場ストレスの3大要因への具体的なマネジメントがポイントとなってくる．労働衛生の3管理を中心に，労働者の仕事をする物理的，心理的環境＝作業環境管理，仕事の仕方・負荷・時間など＝作業管理，疾病の状態や日常の生活指導，健康教育など＝健康管理について，おのおのの実態を把握し，問題の本質を捉えて具体的に対策を講じていくことが，復職者のみならず健康者の🔒労働衛生管理活動として重要である．

特に職場管理では，ペイフォーパフォーマンスを念頭に置き，通常勤務をしている健康な労働者との処遇バランスの均衡を保つこと，労働者への極端な優遇措置は，かえって職場の人間関係

労働安全衛生法（安衛法）	職場における労働者の安全と健康を確保するとともに，快適な職場環境の形成を促進することを目的とする法律．
病者の就業禁止	「病者の就業禁止」を適用する場合は，労働者の就業の機会を失わせることになるので，専門医等の意見を勘案し慎重に判断する必要がある．
安全健康配慮義務	労働契約法では，「労働者がその生命，身体等の安全を確保しつつ労働することができるよう必要な配慮をする」と定義されているが，安衛法改正による積極的な健康保持増進の影響により，労働者の身体的のみならず，精神的健康の保持に拡大している．
労働衛生管理	労働者の健康確保の基本となる，作業環境管理，作業管理および健康管理を労働衛生3管理といわれ，これに総括管理と労働衛生教育を加えて5管理といわれることもある．

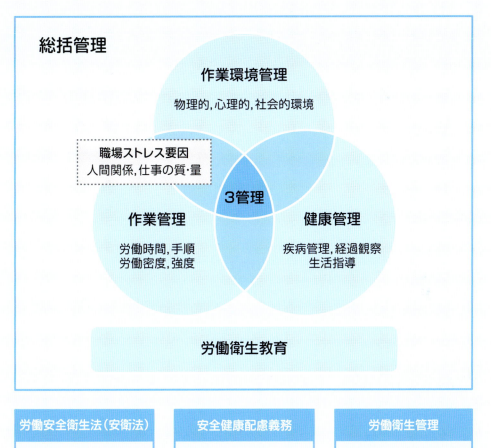

図 3-1　労働衛生管理と復職支援

や組織全体の管理に影響を及ぼすことが懸念される．もちろん，疾病者への十分な配慮が必要不可欠であることはいうまでもない．

医療情報と人事処遇〜一線を画すべき

　企業における労働衛生活動では，私傷病は，あくまでも個人の問題であることを忘れてはならない．個人の領域には一線を画すべきであり，企業では，治療よりも疾病に罹患しないための1次予防活動が中心である．あくまでも就労と健康影響の関係のなかで，仕事による疾病への影響

が最小になることが必要である．主治医などから得られる医療個人情報は，個人情報の中でも特に取り扱いは厳格に行い，労働安全衛生法でも守秘義務が課せられている．個人情報が，本人の同意なく周囲へ開示されたり，不当な取り扱いを受けたりしないための対策として，言動などの繊細な対応にも注意が求められる．医療情報と人事上の処遇は，本人が最も神経質になる領域であり，人事部門との連携は，一定のルールを取り決めて運用し，労務管理と労働衛生管理が不利益とならないような一体的な運用を行うことが必要になる．

労働安全衛生法で選任が義務付けられる産業医，専属である衛生管理者もしくは安全衛生推進者には，「復職ガイダンス 2017」を活用し，円滑なコーディネートをお願いしたい．

参考文献

1) 厚生労働省：働き方改革 https://www.mhlw.go.jp/stf/seisakunitsuite/bunya/0000148322.html（2018.9.9 参照）

コラム　休業と休職は大違い

休業は，労働者，または企業に何らかの事情があって働けない状態．労働者側の事情の場合は，各種給付金を申請し，会社側の事情の場合は，休業手当を支払う義務がある．

休職は，会社からその労働者の業務を停止させる，または労働者からの休職の申し出を承認する．

Case 1

休復職を繰り返す男性技術社員Aさん（入社7年目，36歳）

経過

プロジェクトでは中心的な役割を果たし，業務を献身的にこなしてきたが，昇格を目前にして，仕事へのやる気の喪失と体調不良を訴えて病気欠勤になり，そのまま病気休職に入った．診断書によると「うつ状態」であり，職場には連絡をするものの，依然として疾病が改善しているようには思われない．

休職期間満了日が近づいてくると，出勤可能の診断書を提出し，産業医による確認を受け，ルール通りに復職した．復職後数週間で再び病気欠勤するが，前回休職時の同一疾病ではなく，今回は「腰痛」の診断書を提出して休業した．その後，再び休職期間満了近くに，就業可能の診断書を提出して復職．再び欠勤し，うつ病による診断書が提出された．このように数年間，実質上の休職を繰り返し現在5回目の復職可能診断書を提出した（図3-2）．

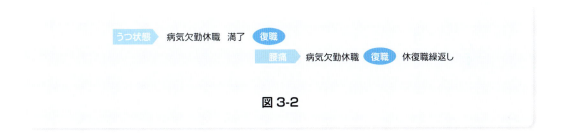

図3-2

経過のポイント

他の労働者から，休職期間中にパチンコなどの遊技場や居酒屋などで見かけたという情報が届いていた．

＊複数の疾病による休復職の繰り返しは，就業規則ではルール違反にはならない．
＊事業所内の真面目に働いている他の労働者から，「自分たちが納めている健康保険で数年間も生活しているのはおかしい！」とクレームが入ってきた．

対応

会社としてはこれまでの仕事での活躍はあっても，異なる疾病ではあるが，休職期間が数年間

に及んだこと，さらには，周囲の従業員からのクレームなども勘案して，Aさんの職場復帰のために復職支援プログラムを作成した．この内容をAさんにも伝え，個人の疾病ではあるが，会社としてサポートを行っていくことに了解を取り付けた．

＊人事部門と衛生管理者が中心となって，Aさんの個人特性，仕事への取組み，職場での人間関係などの会社生活の実態を調査．

＊産業医を中心に健康診断結果やこれまでの診断書と主治医の意見を確認し，心身両面の健康状態を把握．

＊復職支援チームを編成（産業医・衛生管理者・人事などの人材管理部門）．

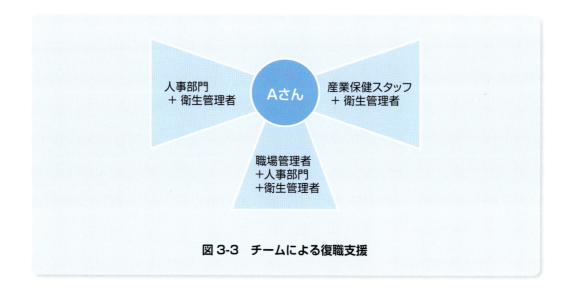

図3-3 チームによる復職支援

1 調査結果

1）Aさんは仕事の量や質に困難さを感じているのではなく，昇格を前にして同期との学歴にコンプレックスを抱いていた．同期は一流の大学出身者で，自分は明らかに劣っており，これからどんな仕事をしても報われないと考えていた．

2）体調もすぐれなかったが，どうしても会社に行けなかった．

3）職場では何事にも真剣で真面目，トラブルはない．

図3-3に示すように，産業医を中心とした産業保健チームに衛生管理者を加え，就業規則に基づき臨時健康診断という形で，個人情報や医療情報の共有はルールに従い主治医との連携を実施した．

2 主治医との連携から得られた結果

1）精神的にも肉体的にも，大きな疾患の所見は見当たらなかった．

2）精神科医や臨床心理士による面談で，心を開いて気持ちを伝えた．

復職支援の効果

休職前の上司など職場管理職も交えて，Aさんと面談を重ね，各部門がおのおのの立場と役割のなかでサポートを行った結果，約半年を過ぎるあたりから，Aさんが再び仕事にやりがいを見い出すことができ，その結果，毎日，活き活きと就労するようになった．

Aさんの甘えを含めた言動をどのようにサポートするのかは，雇用と健康のバランスをとること，さらには他の従業員のモチベーションにつながるかという問題も含んでおり，単に仕事ができるという復職手続きだけでなく，多面的なストレスマネジメントを加味した対応が必要で，働くことがモチベーションに繋がり，やりがいを感じることで心身の健康状態の保持につながることが認識できた事例であった．

コラム　業務外のストレス

メンタルヘルス不調で休みがちな女性従業員に面談をした総務部のA子さん．いつも親身になって相談にのっているA子さんに心を開いた女性従業員は，婚約破棄が決まり心身ともにボロボロだと泣き崩れたそうです．月40〜50時間の残業がある部署で問題なく働いていた女性従業員でしたが，2週間前からメンタルクリニックに通院し，薬をもらっているが全く眠れないと言います．この女性従業員への対応としてどれが正しいでしょうか．

☐ 仕事に没頭し気を紛らわすことを提案する．
☐ クリニックで診断書を書いてもらい休職することを提案する．
☐ すぐに薬を処方する担当医は信用できないので，別のクリニックに転院することを提案する．
☐ 職場に婚約破棄のことを伝え精神的支援を依頼する．

いずれも×です．通常勤務が難しければ，年休を取って自分を見つめなおす時間を作るなどは提案してもよいかもしれません．業務外のストレスが原因で，休職の診断書が出ることもあります．メンタルヘルス不調による休職の原因は，業務外ストレスであることも多いものです．

4 復職準備性の判断

Point

- 復職準備性の判断は，労働者の健康状態と業務遂行の条件，職場の準備などを総合的に勘案して検討する必要がある．
- 復職準備性を検討するにあたっては，心身機能，社会活動への参加（日常生活における行動面），周囲の環境やサポートなど包括的な視点で検討することが重要である．
- 復職準備性の判断項目は復職が決まった時点で関係者に共有して共通認識を持つことも大切であるが，あらかじめ会社の方針として労働者（必要に応じて主治医など医療者側）に示しておくことも，具体的な復職のイメージ化に有用である．

総合的な視点が必要となる復職準備性の判断

　復職は，病気が治癒またはある一定水準まで回復し，仕事に耐えうる健康状態となり，主治医が就労可能であると判断し，会社側が労働者からの休職解除の申し出を承認することで実行可能となる．職場復帰が可能であるかの判断は，労働者の健康状態と労働条件・労働環境への適性を評価することであり，単に診断名や治療，検査データなどの健康状態に関する医学的な情報だけで判断するものではない．会社から求められている業務が遂行できる状態であるか，業務遂行の条件を満たしているかなど総合的に判断するために，当事者である労働者を取り巻く様々な関係者（診断・治療に携わる医療者，家族，労働者が働く場となる企業関係者）が連携しながら進めていくことになる．復職準備の段階において，どのような指標が活用可能であるか，一般的な就労が可能なレベルをどの視点でとらえていけばよいのかを示すことは，労働者を含む復職に関わる様々な関係者間で共通認識を持つことになり，復職に向けた過程を「みえる化」することにつながる．

　🔒**復職準備性（職場復帰準備性）**の判断については，職場復帰準備性評価シートを用いた復職判定アセスメント[1]や生活記録表を用いた復職判定）[2]など，主にメンタルヘルス疾患を中心に実践活用例が報告されているが，これらの判断指標が就業上のアウトカム（復職率，Quality of Working Life；QoWL），再休職率，コスト，資源，休職期間等の改善に有用であるか科学的な根拠を示す研究はほとんどない．そこで，国内外から復職準備性の判断に活用できる資料を

復職準備性（職場復帰準備性） 　休職の原因となった私傷病が，再発なく復職できる状態に回復しているだけでなく，日常生活のリズム，復職後の仕事への耐性を評価する．

表 4-1 復職準備性の判断項目に活用した資料

名称	項目数	対象疾患
ICF（International Classification of Functioning, Disability and Health）コアセット短縮版 [3]	3領域13項目	障害全般
WHO・DAS2.0（The World Health Organization Disability Assessment Schedule）日本語版	6領域36項目	障害全般
WORQ（Work Rehabilitation Questionnaire）	36項目	障害全般
AMA Guidesのメンタルヘルス不調の章に示された基準	7項目	精神
職場復帰準備性評価シート	8領域23項目	精神
Social adaptation self-evaluation scale（SASS）日本語版	21項目	精神
就労移行支援のためのチェックリスト	34項目	障害全般

収集し，これらの資料に示されている復職準備性の判断項目を質的に分類，整理することで，主治医・会社とも参考にできる就労可能なレベルを判定する際の項目を提示することとした．

資料から整理された復職準備性の判断に活用できる項目

表4-1に復職準備性の判断項目を検討する際に活用した資料の一覧を示す．収集された資料は，障害全般と精神疾患を対象としたものであり，障害全般をアセスメントするための指標や職業リハビリテーション，復職判定時に活用されていた．

これらの資料から，復職判断に関する評価項目やアセスメント項目として挙げられている各項目をコードとして抽出し，それぞれのコードを内容の共通性や類似性に基づき分類した．分類したグループに名前をつけカテゴリーとして整理した．カテゴリー化に際して，WHOが提唱する人間の生活機能と障害の分類法である**国際生活機能分類「International Classification of Functioning, Disability and Health；ICF」**[3] の要素である3領域（心身機能，活動と参加，環境因子）を枠組みの参考にした．

復職準備性の判断項目としてICFの3領域（心身機能，活動と参加，環境因子）を枠組みとし，「身体面の評価」「精神面の評価」「行動面の評価」「疾患に関わる環境」「就業に関わる環境」の5項目，17指標が整理された（表4-2）．

1）心身機能

心身機能は「身体面の評価」と「精神面の評価」から構成された．

国際生活機能分類　WHOによる人間の生活機能と障害の分類法．健康状況と健康関連状況を記述するための統一的で標準的な言語と概念的枠組みを提供している．

表 4-2　復職時に有用な心身機能，活動と参加，環境因子に関連する指標

心身機能	身体面の評価	①体力（筋力，持久力，心肺機能，疲労・回復力）
		②症状のコントロール（痛み，倦怠感，業務への支障など） ＊服薬状況，日常生活に必要なサポート器具，通院状況を確認
		③身体障害（視力，聴力，四肢障害，内部障害など）の程度
	精神面の評価	④精神・情動の状況（不安，抑うつ，集中力，意欲，興味関心）
		⑤意思決定力，思考力（判断，実行機能，問題解決能力）
		⑥睡眠の状態（居眠り，中途覚醒，早朝覚醒，熟眠感） ＊就寝時間と起床時間を確認
活動と参加	行動面の評価	⑦安定した日常生活（生活リズムの安定，身だしなみ）
		⑧移動：自立した移動，安全な通勤（移動手段の利用）
		⑨ストレス/心理的要求への対処
		⑩他者との対人関係の構築，意思疎通に関する能力（会話継続，対人コミュニケーション），援助の要請
		⑪社会規範の順守，金銭管理，一般的な作業能力
		⑫業務遂行能力，労働意欲，担当業務に対する意欲 ＊パソコン，重量物など復職後の業務に対して具合的に評価
環境因子	疾患に関わる環境	⑬主治医など臨床との関係
		⑭治療や健康管理に関するコンプライアンス（疾病へのリテラシー，自覚，治療意欲，職場で事故を起こすリスク）
	就業に関わる環境	⑮雇用の安定性・保証（正規・非正規，金銭に関すること）
		⑯家族・パートナー，同僚・上司など職場のサポート，関係性
		⑰職場のルール

　身体面の評価では，①筋力や持久力，心肺機能や易疲労性，回復力などの体力に関する指標，②疾病に関する症状のコントロールの程度（痛みは自制内であるか），③視力，聴力など身体機能に関する障害の3つの項目に整理された．

　精神面の評価は，④情緒の安定や不安，抑うつ，集中力，意欲，興味関心の程度などの精神・情動の状況，⑤物事を判断する判断力や問題解決能力などの意思決定力，思考力，⑥よく眠れているか，就寝時間と起床時間を確認する，中途覚醒や早朝覚醒の有無など，睡眠状態に関する項目の3つの項目が含まれた．

　2）活動と参加

　活動参加は「行動面の評価」に関する6つの項目から構成された．⑦生活リズムの安定，食事の時間，身だしなみが整っているか，日課が遂行できるか（復職支援プログラムへの参加を含

む）などの安定した日常生活が送れているか，⑧歩行や公共交通機関の使用など移動に関すること，⑨ストレス／心理的要求への対処，⑩他者との対人関係の構築やコミュニケーション，⑪社会規範の順守，金銭管理，一般的な作業能力（単純作業）に加えて，⑫業務遂行能力，労働意欲，担当業務に対する意欲に整理された．復職後の業務の遂行能力は，コンピューターや通信機器の操作，重量物など担当する作業に対して具体的に評価することが重要である．労働意欲や担当業務に対する意欲については，現時点での業務遂行能力が客観的に自覚できているかを確認したり，生活リズムの確認のために，休職中に🔒**生活リズム表**（78頁参考資料1参照）を記載してもらうことも有用である．

3）環境因子

環境因子は，「疾患に関わる環境」と，「就業に関わる環境」の2項目から構成された．疾患に関わる環境として，⑬主治医など臨床との関係，⑭自身の疾患に関する認識やリテラシー，治療意欲，職場で事故を起こすリスクなどの治療や健康管理に関するコンプライアンスの2つの項目が含まれた．就業に関わる環境は，⑮正規・非正規就業など雇用の安定性・保証，⑯家族・パートナー，職場上司や同僚，産業保健スタッフのサポート，関係性，⑰職場のルールの適用を確認する，の3つの項目が導き出された．

復職準備性の判断項目をどのように活用するか（実行可能性）

安易に判定基準を設けることは，簡素化によって職務適性の不適切な評価，復職を拒否することにつながる恐れがあるという指摘もあるが，産業医が常勤でない中小規模事業場などで**表4-2**に記載された復職準備性の判断項目を会社側が労働者とともに確認することは，客観的判断の一助となる．加えて，生活行動表や生活記録ノートのような形で，労働者自身が自身の健康状態・回復状況の確認，復職に向けた生活習慣の確立に向けた取り組みの中で活用することも有用である．復職準備性の判断項目を活用して労働者自身が休職中の状況について振り返りを行ったり，主治医の診察の際に提示するなど労働者自身がセルフケアの一環として活用することも可能であると考える．

参考文献

1）秋山　剛：復職判定のためのアセスメントツール－職場復帰準備性評価シート（特集 メンタルヘルス不全休職者の復職支援策－リハビリ勤務や復職支援プログラムにより円滑な職場復帰を図る），労政時報 3702：85-87，2007
2）難波克行：メンタルヘルス不調者の出社継続率を91.6％に改善した復職支援プログラムの効果，

生活リズム表　起床時間，就寝時間だけでなく，食事，外出状況，疲労度などを記入するシート（78頁参考資料1参照）．復職前2週間以上，生活リズムが整っているかを可視化することが望ましく，復職準備性の評価に用いられる．

産業衛生学雑誌 54(6):276-285, 2012
3) WHO. International Classification of Functioning, Disability and Health (ICF) http://www.who.int/classifications/icf/en/（2018.9.9 参照）

> **コラム** プレゼンティズム（presenteeism）と
> アブセンティズム（absenteeism）
>
> 　単に欠勤を意味するだけでなく，生産性の評価に使われるアブセンティズム．欠勤や休職，あるいは遅刻早退など，職場にいない，職務が遂行できない状態を意味し，産業保健としてはこれまでアブセンティズムの予防と対策を中心に行われていた．
>
> 　しかし近年，生産性に与える影響は，アブセンティズムよりも，プレゼンティズムの方が大きいといわれている．プレゼンティズムとは，「出勤しているにも関わらず，心身の健康上の問題により，充分にパフォーマンスが上がらない状態」を意味する．

Case 2

再休職となったメンタルヘルス不調のBさん（入社3年目，26歳）

経過

　入社3年目に仕事上の些細な失敗から行き詰まりを感じて会社を休みがちになったBさん．有給休暇がほとんどなくなった時点で「うつ病」の診断書が提出され，3カ月の休職を経て職場復帰を果たす．最初の2カ月は順調に仕事を続けていたが，次第に遅刻を繰り返すようになり，出勤できない状況となってしまった．「休職中は昼過ぎまで寝て夜型の生活を送っていた．最初は頑張っていたけど，朝起きようとしても体が動かない．薬もだるくなるので飲んでいない．」とのことで，再度診断書が出され休職となった．一定期間休養したのち，復職の準備として主治医の勧めもあり，リワークプログラムに通うようになった．

経過のポイント

* 復職に向けて準備や生活リズムについてほとんど確認しないまま，主治医の復職可能の診断書のみで復職を果たすことは産業医が常勤でない中小企業事業場では珍しい事例ではない．
* 順調に復職する場合も多いが，復職準備性が整わない復職は，症状の再燃や再休職などになる危険性も高い．
* 病気の回復だけでなく，継続して仕事をすることができる準備が整っているかを心身機能，日常生活リズムなどから客観的に判断することが大切である．

対応

　リワークプログラムでは，生活リズム表が渡され，起床・就寝時間，食事，その日の体調など日々の生活の状況を記録し，臨床心理士とノートを見ながら振り返る時間を定期的に持った．Bさんは学生時代から深夜営業の飲食店でアルバイトをして，授業中に居眠りをしながら仮眠をとるなど不規則な生活を長年送っており，入社してからも深夜まで夜遊びをすることがたびたびあった．生活リズム表を活用しながら，規則正しい生活リズムに戻すために睡眠に関する保健指導を受けながら服薬の調整，リワークプログラム参加を続けた．

　半年後，主治医から復職可能の診断書が出された．再復職の検討にあたって「復職準備性の判断項目」に基づいて，復職のための準備状況について客観的な資料が示され，会社側が協議した結果復職が承認された．復職後は上司が定期的に面談し，体調や生活リズムの確認とともに仕事

上での困りごとなどを聞く機会を持った．復職 6 カ月の時点で徐々に出張や時間外勤務なども可能となり，現在も遅刻や欠勤なく仕事を継続している．

復職支援の効果

* 復職にあたっては，病気の回復状況だけなく，仕事に復帰することに対してどのように準備をしているかを確認することが重要である．職場では就業規則に基づき仕事を遂行するため，職場復帰の段階では一定の規律（就業規則）のもとで，生活を送ることができるかを総合的に検討する必要がある．
* 復職が可能な状態を客観的に「復職準備性の判断項目」として，会社側のこれらの指標を主治医や労働者と共有したことでスムーズな復職が可能となった事例である．

第2部
レビュークエスチョンと推奨

第5章　復職支援プログラム

第6章　主治医や医療機関との連携

第7章　ソーシャルサポート

第8章　復職時の就業上の配慮

5 復職支援プログラム

RQ1 休職者に対して，復職支援プログラム（リワーク）は，復職に関する就業アウトカムを向上させるか？

推奨1A
メンタルヘルス不調による休職者に対して，リハビリテーションを含む通常の医療措置に加えて，復職支援プログラム（リワーク）を条件付きで推奨する（中等度のエビデンスに基づく，弱い推奨）．

推奨1B
筋骨格系障害による休職者に対して，復職支援プログラムを推奨する（中等度のエビデンスに基づく，弱い推奨）．

Point

- 筋骨格系障害には，医療機関もしくは職場でのリハビリテーションおよび環境調整が有効．
- 筋骨格系障害の原因が不明で，慢性化した場合は心理的なサポートが必要となる可能性．
- メンタルヘルス不調に対して，簡易の認知行動療法を行うことで，休業日数を減らすことができる可能性．
- 職場で認知行動療法などの心理的なサポートを導入するには日本の医療制度面とコスト面での検討が必要．

復職支援プログラムの目的

わが国では，がん，脳卒中，難病などの反復・継続した治療を必要とする疾患に罹患している労働者を対象とした，「事業場における治療と職業生活の両立支援のためのガイドライン」と，🔒メンタルヘルス不調に対する「改訂 心の健康問題により休業した労働者の職場復帰支援の手

| メンタルヘルス不調 | メンタルヘルス（心の健康）の状態が悪化し，日常生活や業務に支障をきたしている状態．うつ病や適応障害等の精神疾患にとどまらず，より広い概念でのメンタルヘルスが悪化した状態を指す． |

引き」[1]が厚生労働省から示されている．これらは，労働者が適切な措置を受けられるように事業場が取り組むべき配慮を示している．特に，メンタルヘルス不調に対する手引きは，職場復帰までの事業場で行うべき取り組みについて，具体的な方法を挙げながらわかりやすく解説されている．そのため非常に実用的ではある一方，疾患横断的にエビデンスを集約したものはないため，科学的根拠に弱い一面がある．そこで，本ガイダンスでは疾患横断的にエビデンスを集積し，休職中の職場介入について検討を行い，今後の復職支援プログラムの作成の一助となることを目的とした．

システマティックレビューと推奨の概要

介入の方法，効果は疾患によって異なることが，既存のシステマティックレビューから明らかであったので，対象を🔒**筋骨格系障害**，メンタルヘルス不調，がんなどその他の障害に分けて，就業アウトカム（休職期間）を評価した．筋骨格系障害から5件[2~6]，メンタルヘルス不調からは6件[7~12]の研究が選出された．

筋骨格系障害に対する介入は，リハビリテーションを含む通常の医療措置に加えて作業内容や環境の改善，対面面接などを加えたもの，産業医に対する腰痛対策の訓練（診断，問題分析，分析に基づく介入，評価）であった．介入による効果は🔒**ハザード比（hazard ratio；HR）**による算出で，1.58倍早く復職する結果が得られ（HR：1.58（95% CI 1.26~1.97）），休業日数では，40.71日（95% CI 20.72~60.69）早く復職している結果となった．

メンタルヘルス不調に対する介入は，🔒**認知行動療法（cognitive behavioral therapy；CBT）**や，認知行動療法をベースとした問題解決志向の手法を用いた心理療法，自習型の教材を用いた認知再構成や職場復帰に焦点をあてたプログラム，産業医が専門家から受ける3日間のトレーニング，産業医から精神科医へのコンサルテーションを行う方法などであった．介入による効果は，介入群で18.64日（95% CI 9.30~27.98）早く復職している結果となった．

心臓疾患・がんによる休職については，職場における復職支援プログラムによる介入の報告はみられなかった．

実態と効果

システマティックレビューの結果は前述のとおり，筋骨格系障害やメンタルヘルス不調に対し

筋骨格系障害	骨格，軟骨，腱，筋肉の障害を指す．多くは作業や作業環境に起因し，最も多い職業関連疾患の一つである．
ハザード比	統計学上の用語で，あるイベント（病気の発症，死亡など）に対する相対的な危険度を指す．
認知行動療法	精神・心理療法の手法の一つで，認知療法と行動療法を組み合わせた治療法である．認知の歪みによる偏った思考を修正し，行動変容を目指す．うつ病，不安障害，心的外傷後ストレス障害をはじめ多くの疾患に対して有効性が示されている．

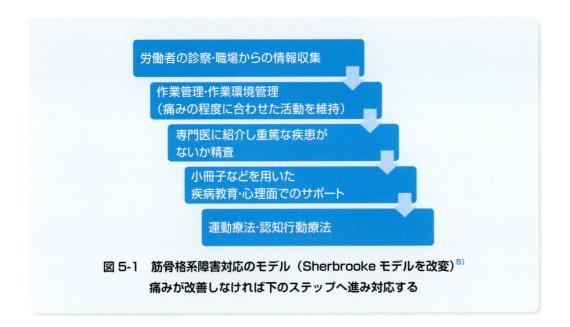

図 5-1　筋骨格系障害対応のモデル（Sherbrooke モデルを改変）[5]
痛みが改善しなければ下のステップへ進み対応する

て，リハビリテーションを含む通常の医療措置に加えて，認知行動療法に基づく復職支援プログラム（リワーク）を条件付きで推奨となった．

　筋骨格系障害は主に腰痛で，他には肩や頸，関節などが休職の原因となる疾患部位であった．腰痛以外の疾患も対象に含めた研究では痛みの部位の頻度はそれぞれ，腰背部 44.6％，頸・肩 27.7％，関節・リウマチ 6.2％，その他 21.5％であった[2]．複数回答を可とした研究では腰部 85.0％，股関節・大腿・膝 46.9％，下腿 31.9％，肩 31.0％，頸 18.6％，背部 12.4％であった[3]．これら筋骨格系障害に対する介入方法は，オランダにはガイドラインがあり，産業医はそれに従いケアを行っていた[4]．そのガイドラインは，オペラント条件付けアプローチに従い，段階的に運動強度を上げていく方法を用いていた．また，デンマークでも同様のガイドラインがあり，大きく分けて 2 つの構成に分かれている[3]．一つ目は，職場復帰の障壁を同定し，機能不全を多面的に評価する．二つ目はフィードバックを行い，多職種のチームによる行動指向性のテーラーメイドのリハビリプランである．これらのガイドラインは，カナダの Sherbrooke モデルを参考に作成された[5]．このモデルは 3 ステップに分かれており，第 1 ステップで産業医は労働者を診察し，職場へも出向きその情報を主治医に報告する．そして使用者側にも介入し，最適な作業管理，作業環境管理を行う．第 2 ステップでは，7 週間経っても復職できない場合に，専門医に紹介し，悪性腫瘍などの重篤な障害がないことを確認した後，20 時間のセッションを通して，腰痛の疾病教育，コーチング，カウンセリングを行う．12 週になっても復帰ができなければ慢性腰痛と診断し，第 3 ステップに進む．このステップでは，運動療養と認知行動療法を取り入れた介入を行う．Sherbrooke モデルを参考に筋骨格系障害対応のモデルを図 5-1 に示す．

　メンタルヘルス不調の研究は主に，うつ病，適応障害，一般的な精神疾患（統合失調症を始めとする精神病やアルコールや違法薬物に関する物質使用障害などを除いた，ストレス関連疾患や

気分障害，不安障害などを指す）を対象としていた．介入の対象は，産業医や復職コーディネーター（復職担当の産業保健の職員）への教育，労働者自身であった．介入方法は，産業医と復職コーディネーターが協力し，6～12 回の問題解決療法のセッションを自習型の教材を用いた認知再構成や職場復帰に焦点をあてたプログラムを行い，職場分析と改善，復職までの計画を含むプログラムや[7]，産業医への 3 日間のプログラムで認知行動療法を習得させる[8]，ストレス・問題分析と解決戦略などを教育する介入であった[9]．また，精神科主治医と産業医が連携し，産業医による復職を目指す指導や精神科医による対面，または電話面接による指導を行うプログラム[10]，労働者・職場の上司・産業医・復職コーディネーターによるケースマネジメントのミーティングにより問題分析，解決策の提案，実践計画および評価を行うプログラムも行われていた[13]．本システマティックレビューにより選出された研究の多くはオランダで行われ，オランダではメンタルヘルス不調に対して産業医のためのガイドラインが出ている[14]．研究での介入も，そのガイドラインを参考に介入方法が検討されている．ガイドラインでは，診断，介入，モニタリング，再発予防について述べられている．具体的な介入として，初回の面談では 30 分，2 回目以降は 25～30 分必要であり，状況が停滞していて必要であれば，社内のソーシャルワーカーや心理士，精神科医などに紹介する必要があると述べられている．産業医には治療的な介入も求め，復帰のために簡易の認知行動療法を取り入れることを勧めている．メタアナリシスでは介入群で約 19 日早期に復職していることからも，産業医や職場の心理士が認知行動療法を行うことや，精神科医へのコンサルテーションを行うことが復職のために有用である可能性が示唆された．

実行可能性

　職場復帰にあたり労働者自身に治療を任せるだけでなく，職場からの支援は必要である．専属の産業医や心理士，産業カウンセラーがいるような大企業であれば，社内のプログラムや **Employee Assistance Program（EAP）** などの外部機関への委託で，個別事情に合わせた介入プログラムを会社として提供する例もある．そのような福利厚生やサービスが提供できない場合であっても，少なくとも，職場と主治医との連携を職場側からアプローチし，情報を共有することは重要である．産業医のいない中小企業では，産業保健総合支援センター地域窓口（地域産業保健センター）に復職支援について相談をするなど労働者が支援を受けられるよう努力することが求められる．

　コストについての国内におけるエビデンスはなかった．海外の研究では，筋骨格系障害は，介入群で日本円に換算して 13,367,893～1,001,951 円のコスト削減がみられたとされ，利

Employee Assistance Program（EAP）	従業員支援プログラムは，事業所において労働者（社員）へ提供される福利厚生サービスの総称．メンタルヘルス対策の他，生活支援，職業支援などがある．

益が負担を上回ることが期待される．メンタルヘルス不調による休職者に対する復職支援プログラムの経済効果については，Oostromら[13]は休職中の労働者への介入はコストの面からは推奨されないと結論付けており，Brouwersら[15]も同様に介入による経済的な効果は認めないと報告している．ただし，これらには医療費用も含めたものがあり，プログラム自体に要する直接費用を示すものではない．また，海外とわが国との医療保険制度や，休職者に対する給付の制度などの違いにより単純に比較できないため，結果の解釈は慎重に行うべきである．

　職場復帰を望む休職中の労働者にとっては，復職支援プログラムを受けることは非常に価値がある．それにより，より早い職場復帰が可能となり，会社にとっては休職に伴う生産性の低下，および人的資源の損失を最小限に抑えることができる．

参考文献（システマティックレビューの採用論文は青字で表記）

1) 厚生労働省：改定　心の健康問題により休業した労働者の職場復帰支援の手引きーメンタルヘルス対策における職場復帰支援ー
http://www.mhlw.go.jp/new-info/kobetu/roudou/gyousei/anzen/dl/101004-1.pdf
（2018.9.9 参照）

2) Arnetz BB, Sjögren B, Rydéhn B, et al：Early workplace intervention for employees with musculoskeletal-related absenteeism：a prospective controlled intervention study. J Occup Environ Med 45（5）：499-450, 2003

3) Bültmann U, Sherson D, Olsen J, et al：Coordinated and tailored work rehabilitation：a randomized controlled trial with economic evaluation undertaken with workers on sick leave due to musculoskeletal disorders. J Occup Rehabil 19(1)：81-93, 2009

4) Anema JR, Steenstra IA, Bongers PM, et al：Multidisciplinary rehabilitation for subacute low back pain: graded activity or workplace intervention or both? A randomized controlled trial. Spine (Phila Pa 1976) 32（3）：291-298, 2007

5) Loisel P, Abenhaim L, Durand P, et al：A population-based, randomized clinical trial on back pain management. Spine (Phila Pa 1976) 22(24):2911-2918, 1997

6) Verbeek JH, van der Weide WE, van Dijk FJ：Early occupational health management of patients with back pain：a randomized controlled trial. Spine (Philla Pa 1975) 27（17）：1844-1851, 2002

7) Vlasveld MC, van der Feltz-Cornelis CM, Adér HJ, et al：Collaborative care for sick-listed workers with major depressive disorder：a randomised controlled trial from the Netherlands Depression Initiative aimed at return to work and depressive symptoms. Occup Environ Med 70（4）：223-230, 2013

8) van der Klink JJ, Blonk RW, Schene AH, et al：Reducing long term sickness absence by an activating intervention in adjustment disorders：a cluster randomised controlled design. Occup Environ Med 60（6）：429-437, 2003

9) Willert MV, Thulstrup AM, Bonde JP：Effects of a stress management intervention on absenteeism and return to work-results from a randomized wait-list controlled

trial. Scand J Work Environ Health 37（3）：186-195，2011
10) van der Feltz-Cornelis CM, Hoedeman R, de Jong FJ, et al：Faster return to work after psychiatric consultation for sicklisted employees with common mental disorders compared to care as usual. A randomized clinical trial. Neuropsychiatr Dis Treat 6：375-385，2010
11) van Oostrom SH, van Mechelen W, Terluin B, et al：A participatory workplace intervention for employees with distress and lost time: a feasibility evaluation within a randomized controlled trial. J Occup Rehabil 19（2）：212-222，2009
12) Brouwers EP, Tiemens BG, Terluin B, et al：Effectiveness of an intervention to reduce sickness absence in patients with emotional distress or minor mental disorders：a randomized controlled effectiveness trial. Gen Hosp Psychiatry 28（3）：223-229，2006
13) van Oostrom SH, Heymans MW, de Vet HC, et al：Economic evaluation of a workplace intervention for sick-listed employees with distress. Occup Environ Med 67（9）：603-610，2010
14) NVAB：handelen van de bedrijfsarts bij werkenden met psychische problemen. https://www.nvab-online.nl/sites/default/files/bestanden-webpaginas/Psychische%20Problemen%20RL.pdf（2018.9.9参照）
15) Brouwers EP, de Bruijne MC, Terluin B, et al：Cost-effectiveness of an activating intervention by social workers for patients with minor mental disorders on sick leave：a randomized controlled trial. Eur J Public Health 17（2）：214-20，2007

Case 3

上司の態度が気になり復職を失敗したCさん（入社14年目，40歳）

経過

4月にCさん（男性・事務職係長）の部署に女性のX課長が異動してきた．X課長はバリバリ仕事をこなし，多少はっきりと物を言い，一見きつめの性格ではあったが，周りからは信頼されていた．Cさんは4月に挨拶をしたが，最初の挨拶で「嫌な顔」をされてから，X課長と顔を合わせるたび，胸が重いと感じていた．8月頃から，出勤すると動悸が起こるようになり，特に課長と話しをすると症状は悪化し，頭痛や吐き気も出現するようになった．9月には朝仕事に行こうと思うと動悸が出て，玄関の外に出ても足が動かず出社することができなくなってしまった．そのような状況のため，同月に心療内科を受診し2カ月間の休職となった．休職当初は睡眠障害もあり生活リズムもバラバラであったが，主治医からの薬物療法や産業医からの生活指導と，自宅療養で早急に症状は改善し，11月に試し出勤を行い復職を試みた．しかしながら，X課長に会うと休職前と同じような症状が出現し，試し出勤の開始後2週間で，再度，病気休職となってしまった．

経過のポイント

* はっきり物を言う性格の女性課長が新しく上司となった．
* 課長とのやり取りで症状が悪化する．
* 自宅療養で早急に症状は改善する．
* 試し出勤を試みたが，休職前と同じ状況で症状がぶり返す．

対応

2度目の休職で，症状が上司との関係の中で悪化することが原因として明らかであったため，簡易の認知行動療法を取り入れた面接を産業医が行うこととした．まずは，症状がX課長との関係性から出現していることをCさんと確認し，その課題について検討することを目標とした．そのためには，認知行動療法が有効である可能性を説明し，Cさんも意欲的であったため治療構造について教育を行った後，2週間ごと数回にわたり面接を行った．内容としては，挨拶や🔒アサーション・トレーニングなどの行動療法や，これまでX課長との間で起こった状況に関する自動思考・根拠・反証を話し合う認知療法を取り入れた（図5-2）．生活史を振り返り，母親が厳しい人で常に兄と比較されプレッシャーに感じていたこと，父親は育児には無関心で家に

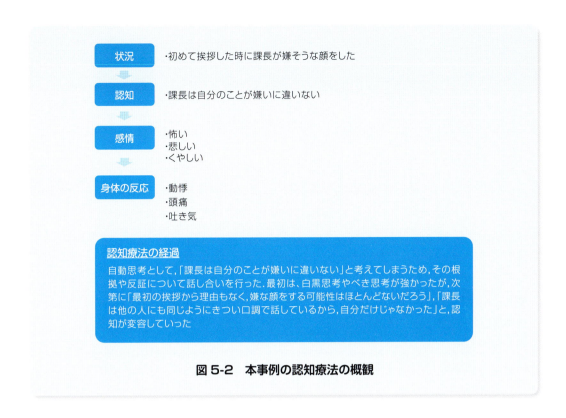

図 5-2　本事例の認知療法の概観

いないことも多く家庭内に味方と思える人がいなくて辛かったこと，母親と女性のＸ課長が似ていて時に重ね合わせて考えてしまうことを述べるようになった頃から，職場やＸ課長への恐怖感が薄らぎ，翌年 3 月には症状が改善したため再度試し出勤を再開し，4 月には復職となった．

復職支援の効果

　復職後も症状は全く出ないわけではなかったが，以前のような職場にいられない程の症状ではなかった．Ｘ課長との間に，別の係長を挟み業務のやり取りを行うことや，気になることがあれば産業医面談を行い認知行動療法で明らかになった🔒**スキーマ**を再度確認するなどの対策をとり，努力は必要とするが勤務を継続することができている．

| アサーション・トレーニング | 適切なアサーション（自己表現）により，相手も自分も意見がいえる人間関係を構築する訓練． |

| スキーマ | 認知心理学において，認知過程を説明する概念． |

Case 4

工場勤務の女性Dさん（入社10年目，35歳）

経過

　X年10月頃より腰背部痛に悩まされるようになり，ベッドから起き上がるのがやっとで，度々仕事を休むようになっていた．X年12月には近医の整形外科クリニックに通院を開始したが一向に良くなることはなく，同時期より上司の勧めで，産業医の面談に定期的に訪れるようになった．検品の業務中の姿勢が原因と考えられ，作業をする際に前屈姿勢にならないように台の高さの調整と，長時間連続した作業にならないように小休止を適宜行うようにした．しかしながら，多少の改善を認めたものの，病前の状態までの回復は認めなかった．

　近医の整形外科クリニックでの治療では改善を認めないため，産業医から主治医へ職場の作業状況などの情報提供を行い，また，主治医からMRIの精査ができる近隣の総合病院へ紹介してもらうようにDさんを促した．総合病院で行ったMRIでは腰背部痛を引き起こすような有意な所見は認めず，原因は不明のままであった．そこで，産業医面談は痛みの除去を目的とするのではなく，痛みがあったとしてもできることを行っていくことを目的として面接を行った．痛みの直接的な治療は主治医に任せ，痛みについての訴えは積極的には話題に取り上げなかった．産業保健師がDさんに対し，腰痛の疾病教育を小冊子を用いて行い，産業医が適切な身体活動を指示し生活を充実させていくことを指導した．面接の中で，Dさんは不妊に悩んでおり不妊治療を行うかどうか，夫と意見が一致せず夫婦関係が悪化していることが明らかになった．そこで不妊の不安についても面接で傾聴し正しい医学知識の情報提供を行った．また，夫婦間の問題を取り扱っているカウンセリングを行っている医療機関へも紹介した．

経過のポイント

　不妊を原因とする夫婦関係の問題があり，腰背部痛を訴えることで夫がDさんを心配し送り迎えをするようになったり，不妊治療の問題についても棚上げすることができたりと，疾病利得があったと考えられた．

対応

　精査しても器質的な異常を認めなかったため，心因性の疼痛が強く疑われた．ただし，産業医・主治医ともに心因性の疼痛であるとDさんに告知をすることはせず，あくまでも精神的なストレスが原因の一因である可能性があるという姿勢で治療を行った．産業医は，痛みの訴えは真摯

に受け止めるが痛みの軽減を目的とするのではなく,今できることに焦点をあてた面接を行った.その結果,次第に症状は緩和し,完全に痛みが無くなってはいないが,日常生活に支障をきたさなくなった.

　産業保健スタッフの支援によりストレスの原因を明らかにすることで,休職を予防することが可能となることもある.業務外のストレスへの介入は,本人の希望が必須であるが,産業保健スタッフによる適切な医療情報の提供は有効なことがある.

6 主治医や医療機関との連携

RQ2 休職者に対する産業保健活動として臨床との連携は，復職に関する就業アウトカムを向上させるか？

推奨2
メンタルヘルス不調による休職者に対して，産業保健活動として臨床と連携することを条件付で推奨する（弱いエビデンスに基づく，弱い推奨）．

Point

- 主治医や医療機関との連携方法は，労働者本人の同意を前提とした文書の授受に加え，産業保健スタッフや人事労務スタッフが本人の外来受診に同行することもみられる．
- 連携推進には，必要なときにすぐに連携行動をとれる事業場の体制づくりが重要であり，中小事業場ではまず，連携で使用する様式の整備から始めることが効果的である．
- 双方向の協働支援という形の連携は，休職期間の短縮に効果がある可能性がある．
- メンタルヘルス不調では，産業保健スタッフと主治医の連携強化により，労働者の休職期間が短くなる効果がある可能性が高い．
- 慢性腰痛などの筋骨格系疾患では，特に休職が長期化する場合，連携強化によって早期の復職が実現できる可能性がある．
- 休職当初からの広義の連携は，その後の復職支援に有益に働く．
- 具体的な情報の授受は，主治医から職場復帰可能の判断が出される頃に，適切な就業判断や復職・両立プランの作成に向けた協働支援という形で行う．

職場復帰支援における主治医や医療機関との連携の目的

平成21年に厚生労働省よりメンタルヘルス対策として示された「改訂 心の健康問題により休業した労働者の職場復帰支援の手引き」[1]では，復職支援の5段階のうち第3段階において，「産業医は主治医との情報交換などを踏まえて復帰プランを作成する」ことが記されている．また，平成28年に厚生労働省より，がんをはじめとする疾病を想定して示された「事業場における🔒治療と職業生活の両立支援のためのガイドライン」[2]では，「両立支援に関わる関係者間の連携の重要性」が記されている．産業保健スタッフが復職支援を行う際，労働者との面談や主治医から事業者に提出された診断書（休職もしくは復職可能証明）の情報のみで，就業判断や復職

サポートを行えることも少なくないが，メンタルヘルス不調の特徴である再病休・復職を繰り返す場合や，がん・脳卒中をはじめとする身体疾病でも安全な就業遂行に影響しうる大きな障害があったり，定型的でないイレギュラーな経過をたどるなど，産業保健スタッフにとって判断が難しい場合，主治医をはじめとする医療機関との連携を行うことで，より現状を把握したうえでの就業判断と効果的な復職支援が可能となる．

休職中は，治療の主体は医療機関にあるため，産業保健スタッフは，主治医－患者関係を尊重しつつ，不必要に過度に主治医と連携を図る必要はないが，「主治医にお任せする」姿勢を強調するあまり，たとえば慢性腰痛において想定より病休期間が長期化したり，がんサバイバーにおいて職場復帰という選択肢を想定できずに退職してしまうびっくり退職問題が指摘されている．企業や産業保健スタッフには，適切な時期に適切な形で主治医や医療機関と連携を図ることが求められる（図 6-1）．

システマティックレビューと推奨

連携が休職期間短縮に有効であるかを評価したランダム化比較介入試験は，欧州から複数報告されている[4～8]．これを対象としてメタアナリシスを実施し，エビデンス総体の確実性を評価した．ただしこの研究が実施されたオランダなどの欧州では，産業医が企業外の労働衛生機関に所属する体制が一般的であり，わが国と異なる．

精神疾患による休職者を対象に，産業医が主治医から復職に向けた情報提供を受けて連携を強化する介入を行ったクラスターランダム化試験では，産業医が精神科主治医への紹介を行っただけの通常連携群に比較して，連携強化群の休職から 3 カ月時点での復職率は有意に高く，68 日早期の復職が可能と推計されている[4]．また運動器疾患により失職した労働者を対象に，社会保険医から復職コーディネータへの紹介を通じて参加型復職プログラムの介入を行い連携を強化した場合は，通常連携群に比べて復職までに要した日数の中央値は 138 日早期であり，特に病休が 90 日以降と長期化した場合に有意な効果が認められた（HR 2.24（95% CI 1.28～3.94））[5]．同様に，慢性腰痛での休業者に対して産業保健スタッフを核に主治医やリハビリチームとの連携による協同支援による連携強化を行った場合は，休業日数の中央値は 120 日早期となった（HR 1.9（95% CI 1.2～2.8））[6]．一方，運動器，精神疾患などでの休職者に対して，社会保険医が産業医に情報提供だけを行った場合には有意な連携効果は認めていない[8]ことから，一方向の情報提供ではなく，双方向の情報提供による積極的な協働支援を伴う連携が有用である可能性が示唆される．

治療と職業生活の両立　病気を抱えながらも働く意欲・能力のある労働者が，仕事を理由として治療機会を逃すことなく，また，治療の必要性を理由として職業生活を妨げられることなく，適切な治療を受けながら，生き生きと就労を続けられること（治療と職業生活の両立等の支援に関する検討会報告書（平成 24 年 8 月，厚生労働省））．

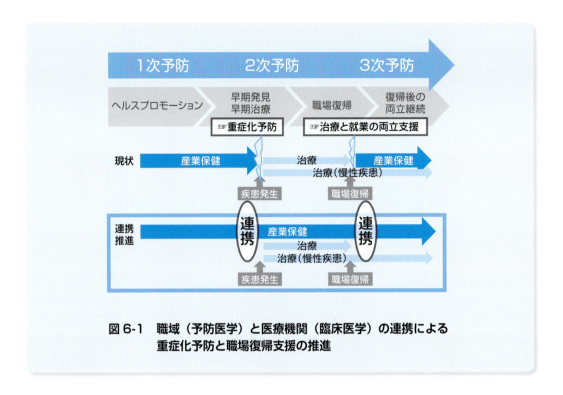

図6-1 職域（予防医学）と医療機関（臨床医学）の連携による
重症化予防と職場復帰支援の推進

連携の実態

　わが国では，「改訂　心の健康問題により休業した労働者の職場復帰支援の手引き」の普及に伴い，メンタルヘルス不調を中心として産業医が起点となる連携（健康情報交換）がすでに多く実施されている[1]．また医師会をフィールドとした調査では，主治医側からも少数ではあるが，身体疾患も含め職場に対して復職支援を目的とした情報提供が行われていることが判明したが，多くは一方通行の情報提供になっている[2]．海外でも，欧州を中心に，主治医との連携の実態や必要性を論じた横断研究がみられるほか，英国では，"Sick Note to Fit Note"という言葉が示すように，それまで仕事に関して「病休診断書」だけ作成していた家庭医が，労働者の社会生活を（就労との両立を目指し）考慮した「就業両立意見書：The Statement of Fitness for Work（Fit Note）」を作成する制度[3]がすでに開始されている．これらは，医師によるsocial prescribing（社会的処方）の考え方と方向性が一致している．厚生労働省の「事業場における治療と職業生活の両立支援のためのガイドライン」で示される「治療の状況や就業継続の可否などについて主治医の意見を求める際の様式例（診断書と兼用）」も同趣旨である（79頁参考資料2，80頁参考資料3参照）．これらの様式は，中小事業場など産業保健スタッフの関与が少ない事業場での使用も想定しているために，事業者へ提出する形式となっていることに留意する．産業保健スタッフが復職支援に関与できる事業場（特に50名以上の産業医選任義務付けのある事業場）では，これらの健康情報書類は，産業保健スタッフが窓口となって情報の授受を行うとともに，個人情報保護に努めることが重要である．産業医側の調査では，主治医との連携の方法として，

表 6-1 連携成功のために重要なこと

1）連携に対する主治医の理解
・連携に理解ある主治医へ紹介
・主治医の理解を得る努力（業務内容や企業の支援体制（復職手順を含む），連携の目的の伝達）

2）連携に対する職場の理解
・社内の体制整備（窓口，情報管理を含む）
・事業場内での関係者（特に産業保険スタッフと人事担当者）の適度な距離感を保った連携

3）疾病レベルの評価（就業判定）
・「ある程度」疾病が制御されていることは前提
・疾病性，事例性の両側面を考慮

文書による健康情報授受に加えて，本人の主治医外来受診に産業保健スタッフや職場の上司・人事などが同席している場合が見受けられる[1]．また主治医からの文書発行に伴う費用は大半が労働者本人負担であり，職場や健保の負担は少数である[1]．後述のとおり，質の高い連携は，協働支援として情報交換の回数が増えることが予想されるが，産業医側の調査では，主治医との連携の頻度には，産業医自身の属性や意識以上に，事業場の連携支援体制（連携様式 OR 4.2（95%CI 2.0〜8.8）や産業看護職の存在 OR 5.6（95% CI 1.2〜26））が，事業場規模を調整したうえでも密接に関連している[9]．したがって，必要な時にすぐに連携行動をとれるよう事業場側の体制を整備しておくことが重要となる（**表 6-1**）．

連携のタイミングと留意事項（本人の同意の前提と🔒健康情報の管理）

メンタルヘルス不調による病休復職では，主治医を紹介受診させるなどにより病休当初から産業医と主治医の面識や連携があったほうが，その後の円滑な復職につながったり，再病休復職となった場合でも事態が調整しやすいという報告がある[1]．また，がん患者の就業継続・復職支援では，「わが社でのがん治療と仕事の両立のために」といったリーフレットを普段から作成しておくと，利用可能な病休に関する制度や，復職後の配慮（時短勤務などを含む）について，がん診断当初から労働者が把握でき，主治医も，復職後の外来通院スケジュールを勘案した治療選択に有用である可能性が指摘されている[2]．これも広義の職域と医療機関の連携であろう（**図 6-2**）．

具体的な情報の授受については，「改訂 心の健康問題により休業した労働者の職場復帰支援の

健康情報の管理　労働者の健康情報は産業保健専門職が責任をもって管理し，そのプライバシー保護にあたる．労働者の安全と健康を守るために健康情報を事業者に開示する必要がある場合には，労働者の承諾を前提とし，その範囲は職務適性の有無や労働に際して具体的に配慮すべき事項に限定する（産業保健専門職の倫理指針（日本産業衛生学会））．

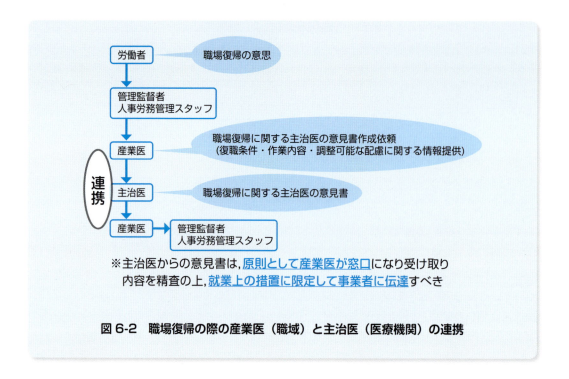

図 6-2　職場復帰の際の産業医（職域）と主治医（医療機関）の連携

表 6-2　有用な主治医意見書を得るには

主治医の理解を得るために
▶意見書の依頼・使用目的を明記（両立支援が目的であり，職場で本人を追い込む目的ではない）
▶取得した意見書を適切に取り扱う（誰が読むか）ことを明記
▶本人同意署名を明記
▶必要時の産業医（事業場）問い合わせ連絡先を明記

主治医の負担を減らすために
▶自由記載よりも，Yes/No の質問（例：〇〇の作業の可否は？）
▶問い合わせ事項は要点を絞り，分量は最大で A4 1 枚以内に
▶文書発行料を企業側等が負担する場合は明記

　手引き」では，復職に至る 5 段階のうち，「第 2 ステップで主治医から職場復帰可能の判断がなされる際，事業者に提出される診断書の内容では不十分な場合」に，「労働者の同意を得たうえで」行うこととされ，これにより第 3 ステップ「産業医は主治医との情報交換などを踏まえて復帰プランを作成する」の段階に進む．主治医側には，刑法で規定される🔒守秘義務はもとより，提供する情報の使用目的や管理体制に対する懸念が強くあることが多いため，「情報授受に関す

> **守秘義務**　医療従事者は，正当な理由なく，業務上知り得た人の秘密を漏らしてはならない（刑法 134 条，保健師助産師看護師法 42 条の 2 等）．

る本人の同意署名」や，「復職支援という連携の目的」「情報の管理体制や企業側窓口（産業医などの産業保健スタッフが望ましい）連絡先」を明記する．さらに産業保健スタッフは，主治医から得た健康情報（疾病性情報）を職場での配慮内容（事例性情報）へ翻訳する役割を担っており，主治医から有用な情報を得るため，「具体的な作業内容などについて，Yes/No で回答できる質問」を簡潔に照会することが効果的である（**表 6-2**）．主治医との連携結果を，事業場の現場で活用するために，事業場内での産業保健スタッフや人事労務部門との建設的かつ個人情報に配慮した連携が必須であることはいうまでもない．

　医療機関側では，復職支援における連携が進んでいる精神科・心療内科や EAP 機関にとどまらず，近年ではがん拠点病院のがん相談支援センターなどを中心に，復職・両立支援の取組みがみられる[10]．連携の窓口としての産業保健スタッフの役割の周知とあわせ，中小事業場も含め，職域の経営層・人事・衛生管理者そして産業医をはじめとする産業保健スタッフ，医療機関の主治医や看護師・ソーシャルワーカー，さらに職域と医療機関の架け橋をサポートする社会保険労務士，健康保険組合，産業保健総合支援センターなどの多職種が協働して両立支援を推進するための体制づくりが急務である．

がん患者の復職や治療と仕事の両立支援をめざした連携の保険診療上の評価

　平成 30 年度診療報酬改定で，がん患者の復職やがん治療と仕事の両立支援推進を目的に，主治医と産業医の連携を評価する項目が新設された．「療養・就労両立支援指導料（**図 6-3**）」では，主治医が産業医から助言を得て，がん患者の就労状況を踏まえて治療計画の見直しや再検討などを行った場合に，主治医（医療機関）側に保険診療上の報酬が支払われる．これは，前述の「労働者（患者）の同意を前提とした，双方向の情報提供による積極的な協働支援を伴う連携」における主治医の社会的処方（social prescribing）を評価した画期的なものである．復職支援における産業保健スタッフと主治医・医療機関の連携は，今後，単に職場における配慮（措置）事項を主治医に尋ねて現場での調整を図る（疾病性情報の事例性情報への翻訳と職場内調整）にとどまらず，労働者（患者）の復職（return to work）や就業継続（stay at work）を目的とした治療方針・計画の調整（生命予後だけでなく社会的予後も考慮した治療選択）という，さらに一歩進んだ積極的な協働支援となることが期待される．2018 年 7 月時点の診療報酬の算定では，産業医の関与が必須とされることから，50 人未満で産業医選任のない事業場の労働者や病休期間が明確に保証されないことがある非正規雇用労働者はこの枠組みに入らないことも考えうる．しかし，健康経営の取組みとあわせて，企業の主体的取組みにより，復職・両立支援体制の整備が，復職・両立（就業継続）可能な形への就業規則改訂等をはじめとした形で推進されることを期待したい．

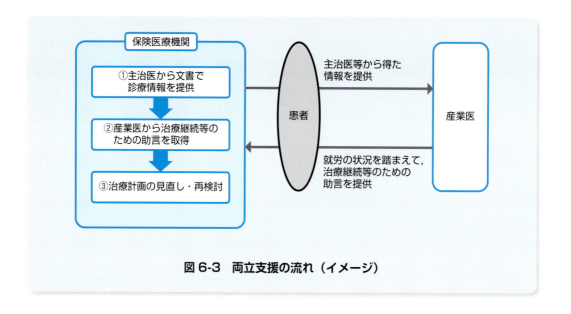

図 6-3 両立支援の流れ（イメージ）

参考文献（システマティックレビューの採用論文は青字で表記）

1) 横山和仁：厚生労働省労災疾病臨床研究事業 主治医と産業医の連携に関する有効な手法の提案に関する研究．平成 27 年度総括・分担研究報告書 p35, 2016
2) 横山和仁：厚生労働省労災疾病臨床研究事業 主治医と産業医の連携に関する有効な手法の提案に関する研究．平成 28 年度総括・分担研究報告書 p59, 2017
3) 久保達彦，藤野善久，村松圭司・他：英国の産業医制度と産業医アクセス確保政策としての Fit Note．J UOEH（産業医科大学雑誌）35（4）：299-303, 2013
4) van der Feltz-Cornelis CM, Hoedeman R, de Jong FJ, et al：Faster return to work after psychiatric consultation for sicklisted employees with common mental disorders compared to care as usual. A randomized clinical trial. Neuropsychiatr Dis Treat 6：375-85, 2010
5) Vermeulen SJ, Anema JR, Schellart AJ, et al：A participatory return-to-work intervention for temporary agency workers and unemployed workers sick-listed due to musculoskeletal disorders：results of a randomized controlled trial. J Occup Rehabil 21（3）：313-24, 2011
6) Lambeek LC, van Mechelen W, Knol DL, et al：Randomised controlled trial of integrated care to reduce disability from chronic low back pain in working private life. BMJ 16；340；c1035, 2010
7) Tamminga SJ, Verbeek JH, Bos MM, et al：Effectiveness of a hospital-based work support intervention for female cancer patients-a multi-centre randomised controlled trial. PLos One 22；8（5）:e63271, 2013
8) Mortelmans AK, Donceel P, Lahaye D, et al：Does enhanced information exchange between social insurance physicians and occupational physicians improve patient work resumption? A controlled intervention study. Occup Environ Med 63（7）:495-502, 2006

9) Muto G, Nakamura RI, Yokoyama K, et al：Information exchange using a prescribed form and involvement of occupational health nurses promotes occupational physicians to collaborate with attending physicians for supporting workers with illness in Japan. Ind Health. 2017 Dec 19 In Press
10) Wada K, Ohtsu M, Aizawa Y, et al：Awareness and behaviour of oncologists and support measures in medical institutions related to ongoing employment of cancer patients in Japan. Jpn J Clin Oncol 42（4）：295-301, 2012

コラム　主治医との連携

　休職中，治療の主体は医療機関にある．しかし，再病休・復職を繰り返すメンタルヘルス不調に対して，産業保健スタッフと主治医の連携の重要性が指摘されてきた．さらに，がん・脳卒中をはじめとする身体疾病でも，安全な就業遂行に影響しうる大きな障害があったり，定型的でないイレギュラーな経過をたどる場合は，連携の必要性が指摘されている．本人の同意と企業内での個人情報管理体制の整備を前提として，主治医と産業保健スタッフの協同支援により，正確な就業判断と効果的な復職支援が可能となる．

　主治医の負担や懸念の軽減のために，情報授受に関する本人の同意署名，連携の目的，情報の管理体制や企業側窓口（産業医などの産業保健スタッフが望ましい）連絡先を明記する．より実効性ある情報を得るため，主治医には，具体的な作業内容などについて，Yes/No で回答できるよう簡潔に照会する．

Case 5

メンタルヘルス不調で休復職を繰り返すEさん（入社6年目，28歳）

経過

Eさん（女性総合職）は，入社3年目に2カ月，5年目に4カ月の休復職歴あり（診断書の病名はうつ状態）．復職後，1～2カ月に1回の産業医面談を継続し残業制限（就業規制）を行ってきたが，3週間前から，再び休みがちとなり，すでに有給休暇が残り少ないと上司から産業医へ相談があった．本人と産業医面談を行ったところ，「これまでの休職のために同期に遅れを取っている気がして，焦ってしまい仕事が手につかない．夜もほとんど眠れない日が続いていて，朝出勤できない．先月の通院時，主治医に相談しようと思ったが，あまり話を聞いてくれる先生ではなく，薬がまた一つ増え，いまは6種類になっている」とのことであった．

経過のポイント

* 休復職を複数回くりかえしているメンタル不調者．
* 主治医はあまり話を聞いてくれず，薬ばかりどんどん増えることに本人も不安がある．

対応①（休業入りの際の主治医との連携）

休復職をくりかえす治療抵抗性のメンタルヘルス不調で，多剤処方による弊害も懸念された．Eさんにも転医意思があったことから，産業医より別の主治医を紹介することとした．Eさんは，実家の隣町で一人暮らしをしていたが，自傷のリスクを考え，実家へ戻って療養することを勧め，その近隣の精神科医を探した．リワーク研究会などに所属して復職支援に熱心なクリニックに，もともと面識のある精神科医が勤務していることがわかり，紹介状を持参させた．紹介状には，これまでの経過に加え，休業可能期間（休職満了日），わが社の復職可能判断の目安，復職前に行う試し出勤（通勤練習）制度や，復職後のサポート体制について記載した．

経過のポイント

* 産業医から面識のある主治医を紹介するなど，顔がみえる連携をめざすことは，その後の連携を成功させる第1歩となる．
* リワークプログラムを整備している精神科・心療内科は，企業側の職場復帰支援に対して親和性がある可能性が高い．

＊あらかじめ主治医に，自社での復職可能判断の目安や，企業側で実施できる復職支援プログラムを伝えると，のちに主治医が復職可否判断をする際に役立つ．

対応② （復職の際の主治医との連携）

　新たな主治医のもと，処方薬の整理が行われた．主治医のもとでの3カ月のリワーク期間を経て，休業から7か月の段階で，そろそろ復職を考えているようだとの話が上司経由で産業医にきた．ただ上司は「3回目の休業であるうえ，過去に職場で興奮状態になったりしたことがあり，本当に病名が診断書記載のうつ病なのか．統合失調症ではないのか．復職後に職場でどう対応したらよいのか」と不安げであった．これを踏まえ産業医から主治医に「職場復帰に関する主治医意見書」の記載依頼を作成し，Eさんから主治医に提出してもらうこととした．意見書の依頼目的は職場復帰支援のための職場での配慮事項の把握であり，意見書の閲覧者は産業保健スタッフのみで情報管理を徹底する旨，明記した．さらに「主治医と産業保健スタッフの情報授受」に関してEさんの署名を依頼状の下部に予め得たうえで主治医に渡した．特に海外・国内出張や残業の可否を選択式で尋ねた．2週間後，記載済みの主治医意見書を持参したEさんと産業医面談を実施し，現在の病状や内服，生活リズムや睡眠状況を把握し，会社が求める就業可能レベル（復職前のパフォーマンスの7割程度）に達していると判断した．数日後，本人・上司・人事・産業医・産業看護職からなる復職判定面談を実施し，2週間の試し出勤（通勤練習）を計画し，予定とおり実施できた場合は，残業ならびに出張禁止のもと復職となった．

　病名や職場での対応に不安を抱く上司には，「職場で必要なのは病名ではなく，何ができるか，何に配慮すべきかの事項でそれを職場チームでも共有するよう」伝え理解を得た．復職後，毎月産業医面談を実施し，復職3カ月時点で出張や残業規制を徐々に解除し，経過は安定している．

対応のポイント

＊復職が視野に入ってきたら，主治医意見書の依頼を検討する．
＊目的・文書管理体制や窓口・情報授受に関する本人同意署名を明記し，判断を求める配慮事項について Yes/No 形式を中心に尋ねる．
＊発行費用（多くの場合は医療機関で文書料として請求される）は本人負担となることが多いことを考慮する．
＊職場が「病名は何か」を気にすることがある．メンタルヘルス不調では，主治医が真の病名を敢えて診断書に記載しないこともみられるが，職場で必要なのは病名（疾病の医学的内容）ではなく，仕事で求められる配慮事項（現場で必要な事例性）である．
＊病名などの医学的情報はきわめてプライベートな個人情報であり，職場での取り扱いは慎重を期する．
＊産業保健スタッフは，健康情報を職場で必要な配慮事項に翻訳する重要な役割を担う．上司や職場チームには，「実際の作業内容で配慮すべき事項」を共有し理解を得るよう努める．

Case 6

食道がんが判明したFさん（入社25年目，57歳）

経過

Fさん（建設業現場監督）は，人間ドックの胃カメラで食道がんが判明．入院手術のため休業した．

対応①（休業入りの際の主治医との連携）

休業の連絡を受けた人事がFさんを見舞い，「がんと診断されたとき活用できる社内制度」のリーフレットを手渡した．そこには休復職に関する就業規則，傷病手当金制度や復職支援制度が掲載されている．主治医からの手術とその後の外来治療に関する説明の際，このリーフレットを提示しながら，外来通院と職場復帰が両立できるかの相談したとのことである．

経過のポイント

* がんと診断された場合，その衝撃の大きさから，入退院後の外来通院や職場復帰のことまで考えられないことが多い．
* 衝撃によるびっくり退職を防ぐ取組みが求められる．
* がん復職支援に関して活用できる社内制度をまとめたリーフレットがあると，主治医からの治療に関する説明の際，両立できる治療法の選択に活用できる．

対応②（復職の際の主治医との連携）

もともと現場監督で体力を使う仕事であったため，産業医は，術後の手術創の管理や栄養補給剤の必要性についての情報を要すると考えた．退院時までにFさんから主治医へ「復職に関する主治医意見書」作成を依頼した．依頼の目的・社内情報管理体制と窓口・情報授受に関する本人同意署名の明記とともに，「腹直筋をつかう作業の再開可能時期」や「日中の液状栄養補給剤の摂取方法」などについて主治医意見を仰いだ．主治医意見書をもとにFさんとの産業医面談ならびに復職判定面談を上司，人事同席で実施．復職後の作業配慮内容について，3カ月間の重量物作業の制限ならびに栄養補給剤の休憩時間以外の任意摂取の許可とし，復職後もフォローを行った．

対応のポイント

＊がんサバイバーの両立支援は，人事の観点では，休業可能期間の確保（最低6カ月が望ましい）や復職後の外来通院時間の確保といった柔軟な勤務形態の運用が求められる．

＊産業保健スタッフの観点では，がん復職後の外来化学療法や放射線治療に伴う副作用（ケモブレイン：抗がん剤治療による一過性の記憶力・集中力低下），がん関連疲労（疲れやすさ），睡眠障害やメンタルヘルス不調が問題となることがあるため，本人との面談による状況把握と必要に応じた主治医連携が望まれる．

7 ソーシャルサポート

RQ3 休職中の労働者に対して，ソーシャルサポートは復職に関する就業アウトカムを向上させるか？

Best practice statement
休職中の労働者に対して，ソーシャルサポートを行うことを提案する（評価できるエビデンスなし）．

Point

- ソーシャルサポートが復職に関する就業アウトカムを向上させるかについて，システマティックレビューを実施した．
- 最終的に採択されたのは，研究の質が moderate であるコホート研究が1件のみで，介入研究は見当たらなかった．
- 筋骨格系障害，その他の傷病による休職者にソーシャルサポートがあった場合は，ない場合と比較して休職期間が有意に短くなることが示されていた．
- エビデンスレベルは十分とはいえないが，労働者に対してのソーシャルサポートは身体的障害による休職期間の短縮に有効な best practice として提案することができると考える．

ソーシャルサポートの目的

ソーシャルサポートとは，社会的関係の中でやりとりされる支援を指し，健康行動の維持や，ストレッサーの影響を緩和する働きがある．家族からの支援も含めたソーシャルサポートが，労働者の復職に関する就業アウトカムを向上させるかについては，通常の業務として，また日常の家庭生活における対応としては取り組まれていると考えられるものの，その効果の詳細については明らかとなっていない．そこで，休職中の労働者について，家族からの支援も含めたソーシャ

| ソーシャルサポート | 社会的関係の中でやりとりされる支援のこと．健康行動の維持や，ストレッサーの影響を緩和する働きをもつ． |

ルサポートが，労働者の復職に関する就業アウトカムを向上させるかについて検討するためのシステマティックレビューを実施した．

システマティックレビューと推奨の概要

採択されたのは，🔒コホート研究が一つのみ[1]であり，介入研究は見当たらなかった．筋骨格系障害による休職者にソーシャルサポートがあった場合は，ない場合と比較して休職期間が有意に短くなり，その他の傷病による休職者にソーシャルサポートがあった場合は，ない場合と比較して有意に休職期間が短くなった．メンタルヘルス不調による休職者に対しては，ソーシャルサポートがあっても休職期間が短くなるかどうかは不明であった．筋骨格系疾患やその他の（筋骨格，メンタル以外の）疾患群において，自己評価によるソーシャルサポート（家族，友人，上司，同僚，医療者など）の程度が，休職期間を短縮することに有意に関連していた．

考察と結論：家族，友人，上司，同僚，医療者など，周囲の支援について，主たる要因と捉え休職期間の短縮や再休職率との関連を論じたエビデンスレベルの高い研究は見当たらない．観察研究1件のみからの結果であり，エビデンスレベルが十分であるとはいえないが[2]，ソーシャルサポートが身体的障害による休職期間の短縮に有効であることが示されており，本システマティックレビューからは，休職中の労働者に対してのソーシャルサポートはbest practiceとして提案することができると考える．

実態と効果

ソーシャルサポートとは，社会的関係の中でやりとりされる支援を指し，健康行動の維持や，ストレッサーの影響を緩和する働きがある．ソーシャルサポートは，一般的に，情緒的サポート（共感や愛情の提供），道具的サポート（形のある物やサービスの提供），情報的サポート（問題の解決に必要なアドバイスや情報の提供），評価的サポート（肯定的な評価の提供）の4つからなるとされている．今回のシステマティックレビューにおいては，当初，「家族からの支援」が復職に関する就業アウトカムを向上させるかをリサーチクエスチョンとしてレビューを開始したが，復職支援プログラムなど職場としての取り組み以外の同僚・上司の支援などをソーシャルサポートとして加えて，レビューを実施した．

PubMed，医中誌，Cochraneでヒットした論文のうち，その題目により選別した290の文献に加え，他のソースからの文献19の合計で309の文献を対象として，2名の担当者により抄録・要旨による1次スクリーニング，フルテキストに対しての2次スクリーニングを実施した．最終的に採択されたのは，コホート研究が一つのみであり，介入研究は見当たらなかった．

コホート研究 特定の要因への曝露がある群と曝露がない群を一定の期間追跡し，研究対象とする疾病の発生率を比較することで，要因と疾病発生の関連について検討する観察研究．

採択された研究は，オランダにおいて6～12週の休職者926名を対象としてさらに10カ月間追跡した前向きコホート研究（Brouwer 2010）[1]であり，筋骨格系障害，その他の傷病，メンタルヘルス不調のそれぞれにおいて，仕事への態度，自己効力感などとともに，自己評価によるソーシャルサポートが仕事への復帰までの期間にどのように影響するかを検討した解析である．

　他の要因の影響について調整したソーシャルサポートの影響は，筋骨格系障害による休職者にソーシャルサポートがあった場合は，ない場合と比較して休職期間が有意に短くなり（HR 1.33（95%CI 1.02～1.74）），性・年齢などで調整したHR 1.39（95%CI 1.12～1.99），その他の傷病による休職者にソーシャルサポートがあった場合は，ない場合と比較して有意に休職期間が短くなった（HR 1.43（95%CI 1.04～1.97）），性・年齢などで調整したHR 1.51（95%CI 1.05～2.17）．メンタルヘルス不調による休職者に対しては，ソーシャルサポートがあっても休職期間が短くなるかどうかは不明であった（HR 0.80（95%CI 0.58～1.11）），性・年齢などで調整したHR NA．筋骨格系疾患やその他の（筋骨格，メンタル以外の）疾患群において，自己評価によるソーシャルサポート（家族，友人，上司，同僚，医療者など）の程度が，休職期間を短縮することに有意に関連していた．

　家族，友人，上司，同僚，医療者など，周囲の支援について，主たる要因と捉え休職期間の短縮や再休職率との関連を論じたエビデンスレベルの高い研究は見当たらない．本システマティックレビューにおいては観察研究が1件採択されたのみであったが，ソーシャルサポートが身体的障害による休職期間短縮に有効であることが示されており，メンタルによる休職の場合には効果が不明であった．

　休職中の労働者に対して，家族の支援／ソーシャルサポートを行うことを条件付きで推奨する．身体的障害による休職者に対して，家族，職場の既存のソーシャルサポートが活用できる場合には，「休職中の労働者に対して，家族の支援，ソーシャルサポートを行う」ことは有用であると考えられる．既存のソーシャルサポートの体制がない場合には，職場における教育のコストが必要となろう．

　周囲の支援を主たる要因として捉え，休職期間の短縮や再休職率との関連を論じたエビデンスレベルの高い研究は見当たらなかった．とくに，メンタルヘルス不調による休職者に対するソーシャルサポートの有用性に関するエビデンスの蓄積が望まれる．

リーダーシップ理論

　ソーシャルサポート，すなわち家族，友人，上司，同僚，医療者など周囲の支援者のなかでも，重要度が高い可能性があり，また，その対応に学びによる工夫の余地があると考えらえる上司の対応について，situational leadership（状況対応型リーダーシップ）理論を紹介する．

　リーダーシップ理論としては，フィードラーによる条件適合理論，ハーシーとブランチャードによる状況対応型リーダーシップ理論，ハウスによるパス・ゴール理論などが知られるが，状況対応型リーダーシップ理論では，リーダー（上司）がメンバー（部下）に画一的に対応するので

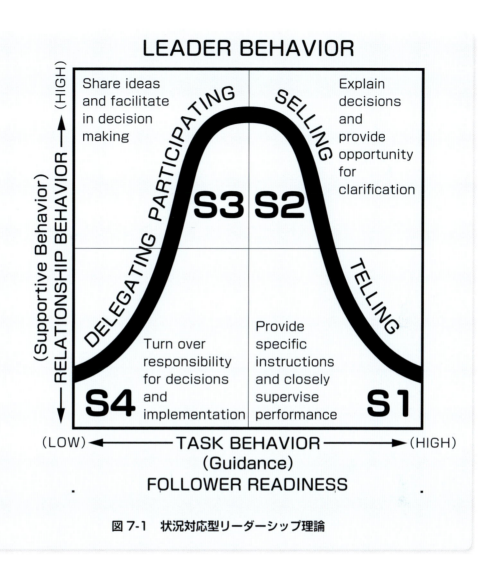

図 7-1 状況対応型リーダーシップ理論

はなく，仕事に対する部下の成熟度＜能力・意欲＞（図7-1のR1～R4）と上司の行動＜課題（仕事）志向か・人間関係志向か＞（図7-1のS1～S4）の組合せによって，リーダーシップのスタイルを変化させることが，リーダーシップを発揮するために重要なことであるとしている[3]．

このモデルによれば，部下の成熟度が低いR1の段階（能力も意欲も低く，不安を示す）では，具体的に指示し細かく監督する「Directing：教示的，指示的」リーダーシップが有効で，部下の成熟度が増すにつれて，R2（能力が低いが，意欲が高いあるいは確信を示す）では，上司の考えを説明し部下の疑問に答える「Coaching：説得的，説明的」リーダーシップ，R3（能力は高いが，意欲が弱いあるいは不安を示す）では，考えを合わせ部下が自分で決められるようにする「Supporting：参加的，奨励的」リーダーシップ，R4では（能力が高く，意欲や確信を示す），業務遂行上の責任を部下に委ねる「Delegating：委任的，委譲的」リーダーシッ

プへと，リーダーシップのスタイルを使い分けることが効果的であるとされている（**図7-1 の S1 → S2 → S3 → S4**）．

部下のレディネスレベルを判断するための特徴の例を文献2より引用し，**表7-2** にまとめておくので参考にされたい．

参考文献（システマティックレビューの採用論文は青字で表記）

1) Brouwer S, Reneman MF, Bültmann U, et al：A prospective study of return to work across health conditions：perceived work attitude, self-efficacy and perceived social support. *J Occup Rehabil* 20：104-112, 2010
2) GA Wells, B Shea, D O'Connell, et al：The Newcastle-Ottawa Scale (NOS) for assessing the quality of nonrandomised studies in meta-analyses. http://www.ohri.ca/programs/clinical_epidemiology/oxford.asp（2018.9.9 参照）
3) Hersey P, Blanchard KH：Management of Organizational Behavior：Utilizing Human Resources. Prentice Hall, New Jersey, 1969
4) P ハーシー，KH ブランチャード，DE ジョンソン 著；山本成二，山本あづさ 訳：入門から応用へ 行動科学の展開［新版］人的資源の活用，生産性出版，東京，2014

表7-1　ソーシャルサポートの評価を含む，様々な質問紙調査方法

・NIOSH Generic Job Stress Questionnaire (GJSQ)	Caplan, Cobb, French, et al：1975
・Job Content Questionnaire (JCQ)	Karasek, Brisson, Kawakami, et al：1998
・Duke-UNC Functional Social Support Questionnaire	Broadhead, Gehlbach, DeGruy, et al：1988
・Modified Work APGAR	Bigos, Battie, Spengler, et al：1991
・The Medical Outcomes Study Social Support Survey (MOS-SS)	Hays, Sherbourne, Mazel, et al：1995
・Structural-Functional Social Support Scale (SFSS)	Lehto-Järnstedt, Ojanen, Kellokumpu-Lehtinen：2004
・職業性ストレス簡易調査票	下光輝一，原谷隆史，中村 賢・他：2000

表 7-2　部下のレディネスレベルとその指標行動

レディネスレベル 1（R1）能力が低く，意欲も低い

- 防衛的で，言い訳を構え，苦情不満を訴える
- 仕事が遅れる
- 言われたとおりにしか仕事をやらない
- 強い欲求不満を訴える

レディネスレベル 1（R1）能力が低く，不安を示している

- 落ち着かない態度を示す，眉の間の皺を作る，肩を落とす，背を反らせる
- 混乱した，はっきりしない行動・態度をとる
- 起こるかもしれない結果に脅えて，取り越し苦労する
- 失敗を恐れる

レディネスレベル 2（R2）能力は低いが，関心を持つ，ないし確信を持つ

- 早口で，熱心にしゃべる
- 明快な説明を求める
- うなずき，「ええ，わかってます」式の返事をする，熱意が見える
- 注意深く聞く
- 質問に，表面的に答える
- 仕事を積極的に受ける
- 素早く行動する
- 進め方よりも，最終結果に気を取られている

レディネスレベル 3（R3）能力があっても，関心がない

- 躊躇する，もしくは抵抗する
- 義理にやらされている，無理している，と感じている
- 励ましや慰めなど，他人の支援を求めている
- 仕事に軽い精神的苦痛を感じている

レディネスレベル 3（R3）能力があっても，不安を示している

- 自分の能力を疑っている
- 起こるやもしれない問題を気にしている
- 自負心にかけている
- リーダーの介入を求める

レディネスレベル 4（R4）能力が高く，意欲や確信を示す

- 仕事の進行状況について，上司に十分に知らせている
- リソースを効率的に使っている
- 責任ある，結果指向的姿勢を示す
- 知識豊富で，仕事の進行を図って，知識・情報を他人と分かち合う
- 喜んで，他人を助ける
- 創造的アイデアを分かち合う
- 仕事の「責任をとる」
- 仕事の期限を遵守するばかりか，概して早めに仕事を完了する

コラム　ソーシャルサポートの評価方法

　NIOSH Generic Job Stress Questionnaire（GJSQ）におけるSocial Supportに関する質問項目では，1. Your immediate supervisor（boss），2. Other people at work，3. Your spouse, friends and relatives のそれぞれに対する（**表7-1**），

・How much do each of these people go out of their way to do things to make your work life easier for you?
・How easy is it to talk with each of the following people?
・How much can each of these people be relied on when things get tough at work?
・How much is each of the following willing to listen to your personal problems?

の各質問に，1. very much，2. somewhat，3. a little，4. not at all，5. don't have any such person の5件法にて回答する．

　少ない質問項目で把握する例としては，スウェーデンで行われたNational Working Life Cohortにおいて用いられた2つの質問，

・Are you able to get support and encouragement from colleagues when you feel that things aren't going well at work?
・Are you able to get support and encouragement from your immediate supervisor when you feel that things aren't going well at work?

に対し，always（3），usually（2），seldom（1），never（0）の4件法で回答する方法なども挙げられる．

　内容的には，わが国におけるストレスチェックでも主として用いられている職業性ストレス簡易調査票や，長時間労働者への面接指導で用いる調査票でも目にする項目が並ぶ．

　ほかには，家族，友人，上司，同僚，医療者などによるサポートについて，2〜4段階での回答を求める方法も比較的多く用いられているが，可能であれば妥当性が担保された評価方法を用いてデータが蓄積されることが望まれる．

Case 7

病識のないGさん（入社30年目，52歳）

経過

　Gさん（幹部職員）は，営業部の部長として熱心に仕事に取り組んでいるが，最近部下に執拗に仕事を優先するよう指示をし，人の話を聞かず他部門のメンバーにまで大声で叱責するなど職場での問題行動が目に余るようになった．事務職の女性より職場での対応に苦慮していると相談を受け，産業医面談を行うこととなった．

対応

　1）初回産業医面談：初回産業医面談は，本人・上司との面談となったが，本人はどうしたら会社がより発展するかいつも考えて行動しているが，部下の働きぶりについて不満であると饒舌に語った．上司が職場の様子を話すが，本人は全く自覚がなく，むしろ体調がよく何でもできる気がすると話す．精神科受診を勧めたが困っていることはないと拒否．

　2）上司のサポート：初回面談後，これ以上トラブルがつづくようなら，ほかの社員がメンタルヘルス不調となるので職場としては休職してほしいと思っていると上司から話があった．とはいえ，上司はGさんの仲人も務め，奥さんとも知り合いであり，仲人も務めGさんの奥さんも知り合いであり，Gさんの様子を心配していた．産業医より，精神科を受診させて治療をなるべく早く開始することが重要であり，上司の力をお借りしたいと話したところ，奥さんに電話で話を聞いてもらえることとなった．

　3）家族のサポート：上司が会社での状況を奥さんに話したところ，家庭でも夜中に起きだして活動する，高額な商品を衝動買いするなど日常生活の変化に戸惑っていたそうである．本人を説得するので精神科受診の付き添いを依頼したところ，そのほうが良いと思うと回答．

　4）産業医面談（2回目）：Gさんは，先生にまた話を聞いてもらいたかったと言って喜んで面談に来室し，20分間とめどなく話し続けて疲れたと言う．産業医より「そういう状態を治療で改善できるのではありませんか？」と説得すると，すでに妻からも話があったとのことで，奥さんと一緒に精神科を受診することに同意した．

対応のポイント

　病識がなく，医療機関の受診をしない従業員に対しては，信頼関係のある上司，家族のサポートが有効な場合が多い．Gさんは，外来受診後入院となり，症状は軽快，上司，家族のサポートを受けて職場復帰準備中である．

8 復職時の就業上の配慮

> **RQ4** 休職者に対する復職時の就業上の配慮は，復職に関する就業アウトカムを向上させるか？
>
> **推奨4**
> 休職中の労働者に対して，復職時に就業上の配慮を行うことを提案する（低いエビデンスに基づく，弱い推奨）．

Point

- 復職時に就業上の配慮を行うことを提案する．ただしエビデンスが少なく，弱い推奨である．
- 筋骨格系障害における復職時の就業上の配慮として，軽減作業を提案する．
- 日本において復職にあたっては，休職前の職場に，少なくとも定時勤務の勤務状況に戻る完全な復職（full return to work；RTW））を前提としていることが多いが，北欧諸国を中心に短時間正社員制度をベースとした短時間勤務による復職，いわゆる Partial RTW が広まっている．
- 働き方改革の流れもあり，いままでになかった新しい就業の形が制度化されてきており，今後休職者の状況に合わせた，いろいろな職場復帰支援プランが作成されると予想される．

システマティックレビューと推奨の概要

　復職ガイダンス2017において，「休職中の労働者に対し，復職時に就業上の配慮を行うことは休職期間を短縮させるか」というレビュークエスチョンを設定し定性的システマティックレビューを行った．復職時の就業上の配慮として，時短勤務，配置転換，軽減業務を挙げて，それらに関する介入研究について文献検索を行った．最初の検索時点では632の候補となる論文が選定されたが，最終的な採用論文は3論文のみであった．検索された論文として整形外科疾患や乳がん患者の治療方法やリハビリテーションに関する介入と復職に関する論文は多かったものの，職場での復帰支援や就業上の配慮に関する介入研究はほとんど存在しなかった．採用論文の内訳として，筋骨格系障害に対する短時間勤務および軽減作業に関する2研究，時短勤務の効果を直接比較した研究ではないものの，参考となる研究が1件検索された．採用論文が少なかったため，メタアナリシスは行わず，採用論文についてまとめることとした．

1）Viikari-Juntura ら[1]は，筋骨格系障害をもつ労働者を早期に🔒**短時間勤務**（部分休職，Partial RTW）に切り替えたところ，完全勤務に戻るまでの期間が，完全休職群よりも短かったとの報告をしている．介入群は勤務時間をおよそ半分に設定した短時間勤務とし，対照群（完全休職群）と比較すると，完全復職するまでの平均休職日数は，介入群が 12 日，対照群は 20 日であった．また，12 カ月追跡調査した結果，総休職期間は，介入群の方が 20％ 短かった．

2）Van Duijn ら[2]は，筋骨格系障害の再休職と軽減業務（産業医により指示された軽減作業や短時間勤務）についての観察研究を行った．筋骨格系障害が復職期間や再休職率に与える影響として，25kg 以上のものを持ち上げる作業が頻回にあると再休職率が高くなる，軽減業務の実施は再休職率を低下させるという結果であった．

3）Sampere ら[3]は，復職までにかかる時間を検討しており，復職時の配慮に応用可能である．体をひねる・曲げる作業のある労働者と，高い身体活動を要求される労働者において有意に長い時間を要していた．

復職をスムーズにすすめるにあたり，休職者に対して最善の配慮と支援を行うことが求められている．現在，復職時に行われている就業上の配慮として代表的なものに，業務内容や量の変更，配置転換，残業や出張禁止などの🔒**就業制約**が主なものと考えられる．しかし，休職に至る理由は様々な病気（動脈硬化性疾患，筋骨格系疾患，悪性腫瘍，精神疾患など）が原因となっており，経過や治癒過程において個別性がきわめて高く，その個人に最善の支援を提供する必要がある．現在，一般的に復職にあたっては，休職前の職場に，少なくとも定時勤務の勤務状況に戻る完全な復職（full return to work（RTW））を前提としていることが多い．

その一方，働き方の多様性が進んでいる海外では北欧諸国を中心に短時間正社員制度をベースとした短時間勤務による復職，いわゆる partial RTW が広まっている．partial RTW の定義は，論文によって full RTW に対する勤務時間が一定以下，または収入が一定以下など，定義が異なっている点に注意が必要であるが，勤務時間を短くすることを指すことが多いようである．復職ガイダンス 2017 においては，復職時の配慮に関する職域での研究が少なかったことから，メタアナリシスは実施せず，採用論文を検討するにとどまった．しかし採用論文が少ないながらも，筋骨格系障害においては，partial RTW や軽減作業の実施が休職期間を短くすることや，再休職率を下げる可能性がある点，経験的にスムーズな復職を行うためには，やはり復職時の配慮はかかせないと考えられるため，復職時に就業上の配慮を行うことを提案することとした（ただし低いエビデンスに基づく，弱い推奨）．

短時間勤務 時短勤務とも呼ばれ，主に育児休業明けの従業員に対する制度であったが，健康上の配慮など様々な問題に対応するために制度化する企業も増えてきている

就業制約 一般的な「就業制限」のうち，健康上の問題から勤務による負荷を軽減するために，労働時間，時間外勤務，出張，作業内容などの観点から就業状況を鑑みて一定期間勤務に制限を与えることを指す（4 頁 図 1-2 参照）．

実行可能性

　実行可能性については，復職に際し，本人の意向，本人の状態（健康状態，業務遂行能力，家庭環境など）や職場環境について評価し，個々に合った職場復帰支援プランを作成している企業も増えてきている．しかし，復職時の就業上の配慮として，時短勤務など多様な働き方の制度を採用できる企業はまだ少なく，それぞれの企業において働き方改革について検討する必要がある．企業にとっては，就業規則の変更や労働条件の変更はハードルが高いと推察されるが，多様な働き方を可能にする配慮は会社として有効な復職支援策であるということを強調したい．

　産業医のいない中小企業でも，事業主が産業保健総合支援センターに相談するなどして改革できる環境にある．ただし，復職時の支援については，作業内容，作業環境，企業の文化，労働者の個人的な事情まで様々な観点から必要な支援を検討する必要があるため，産業保健スタッフまたはそれに該当する者と会社の経営層が健康経営の視点を持ってすすめる必要がある．

注目されている制度

　1）短時間正社員制度について

　厚生労働省が推奨している制度の一つに「🔒**短時間正社員制度**」がある．心身の健康不全や子育てなど様々な事情により，意欲や能力はあるものの従来のフルタイム正社員としての働き方では十分に活躍できない時間に制約がある人材を確保・活用していく制度である．この制度は，①期間の定めのない労働契約（無期労働契約）を締結している，②時間当たりの基本給及び賞与・退職金などの算定方法などが同種のフルタイム正社員と同等，の2つを満たすものをいう．厚生労働省は，この制度について「どの程度仕事ができるか」を適切に見極めながら，勤務時間や勤務日，仕事内容を調整することができる制度であり，復帰後の心身の健康不全の再発を防ぎ，スムーズな職場復帰の可能性を高めることができる制度としている．

　2）テレワークについて

　🔒**テレワーク**とは，ICT（情報通信技術）を活用した，場所や時間にとらわれない柔軟な働き方で，自宅を就業場所にすることや，モバイルワークとして施設に依存せずどこでも仕事可能な状態を目指すなど，様々な方法が試みられている．2016年に設置された働き方改革実現会議において，「テレワーク」普及の重要性が議題にのぼっている．総務省は2017年7月24日から，毎年この日を「テレワーク・デイ」と名付けテレワーク推進のため，参加企業をつのりテレワー

短時間正社員制度	個人の働き方が多様化する中，ライフスタイルや，それぞれのライフステージに合わせて働き方を選べるようにした制度（厚生労働省）．1週間の所定労働時間が短い正社員を認め，多彩な人材を活用する．
テレワーク	情報通信技術を活用して場所や時間にとらわれない柔軟な働き方により，社員の働きやすい環境整備を実現しようとする試み．在宅勤務だけでなく，サテライトオフィスなど職場以外で働くことにより，通勤時間の短縮，育児・介護中でも働きやすくなる．

クの普及をはかっており，今後拡大していくものと考えられる．テレワークの活用例としては，身体障害による通勤困難例や入院先・療養先でのテレワークが報告されており，今後スムーズな復職を実現するにあたっての手段として検討する価値のある方法と考えられる．

参考文献（システマティックレビューの採用論文は青字で表記）

1) Viikari-Juntura E, Kausto J, Shiri R：Return to work after early part-time sick leave due to musculoskeletal disorders：a randomized controlled trial. *Scand J Work Environ Health* 38（2）:134-143, 2012
2) van Duijn M, Burdorf A：Influence of modified work on recurrence of sick leave due to musculoskeletal complaints. *J Rehabil Med* 40（7）：576-581, 2008
3) Sampere M, Gimeno D, Serra C：Effect of working conditions on non-work-related sickness absence. *Occup Med* 62（1）：60-63, 2012
4) 厚生労働省：改定 心の健康問題により休業した労働者の職場復帰支援の手引き－メンタルヘルス対策における職場復帰支援－.
http://www.mhlw.go.jp/new-info/kobetu/roudou/gyousei/anzen/dl/101004-1.pdf
（2018.9.9 参照）

> **コラム** 働き方改革
>
> 　働き方改革を推進するための関係法律の整備に関する法律案」が平成３０年６月に成立し，働き方改革の総合的かつ継続的な推進（雇用対策法改正），長時間労働の是正と多様で柔軟な働き方の実現等（労働基準法等改正），雇用形態にかかわらない公正な待遇の確保（パートタイム労働法・労働契約法改正・労働者派遣法）を３本の柱として検討が進められている．

Case 8

昇進を機に体調不良となり休職したHさん（入社10年目，32歳）

経過

Hさん（男性）は，小規模な営業所の係長として営業成績に大きく貢献したため，本店の営業係長に抜擢され，仕事の規模も大きくなり，部下の数も増えた．もともと他人に仕事をまかせることが苦手で，ほぼ自分ひとりで仕事をこなしており，異動後も同じスタイルで仕事をしていた．しかし，仕事が処理しきれず，休日も出社したり，内緒で家に仕事を持ち帰る日々が続いた．徐々に体調面での不調を自覚し，寝つきが悪くなり，身体のだるさも増していった．ある日，上司が顔色の優れないことを指摘したところ，「夜眠れず体がだるく，思うように仕事ができません」との発言があり，産業医面談となった．面談後，産業医のすすめで精神科クリニックを受診したところ，「抑うつ状態にて約1カ月間の自宅療養を要す」との診断があり，休職することとなった．抗うつ薬による薬物療法を開始し，休職から3カ月後，職場復帰を可能とする診断書が提出され，Hさんからも職場復帰への意思表示がなされたため，復職について検討することとなった．

対応

Hさんと産業医が面談を行い，主治医の意見や本人の意向を汲み取りつつ，産業保健スタッフ，人事担当者，職場上司で心の健康問題を起因とした職場復帰支援プラン[4]を作成した．

Hさんの職場復帰支援プランの概要

- 管理監督者による業務上の配慮：3カ月間は時間外勤務を禁止とする．出張についても原則禁止とし，やむを得ず出張が必要な場合は，同行者をつけることとする．
- 人事労務管理上の対応：元の職場に復帰することとする．復職後は出勤時間・退社時間・欠勤日数の管理を十分に行う．
- 産業医などによる医学的見地からみた意見：昇進に伴う環境の変化と本人の真面目な性格による仕事の進め方に起因している．復職後は，上司に仕事の進捗状況を確認するようにしてもらうとともに，本人にも仕事の進め方を見直してもらい，症状が再燃しないよう気を配る．
- フォローアップについて：復職後，最初の1カ月は1週間に1度の産業医の面談を行い，症状再発防止，早期発見に努める．本人の通院状況や投薬内容，健康状態，職場への適応状況を確認しながら，面談期間の延長と就業制限の解除について検討を行っていくこととする．

就業上の配慮の効果

　復職後，上司の関与のもと，仕事の進め方について見直したこと，自身の体調不良に陥った原因についてゆっくりと振り返ることができたことで，自信を取り戻しスムーズに職場に適応することができた．現在では，自身の経験をもとに，異動をしてきた部下に対しては環境の変化からメンタル不調にならないようにしっかりとフォローし，快適な職場環境づくりに貢献している．

Case 9

理由を問わないテレワークを選択したIさん（入社4年目，26歳）

経過

Iさん（男性）はスノーボード中の転倒事故により，足首を骨折した．手術と術後の経過観察で約2週間入院し退院となった．復職にあたり，足にしばらくは荷重がかけられないこと，朝夕の通勤ラッシュが激しい区間であることを考慮して，通勤のための歩行が可能になるまでテレワークを選択し，復職することとなった．最初は会議など必要な時だけ会社に出勤し，基本的には約1カ月間，テレワークでの在宅勤務を行った．その結果，早期の復職と治療終了後のスムーズな業務への移行につながった．

就業上の配慮の効果

本事例の企業では，いままで，育児や介護を理由とするテレワークについて認めてきた．テレワークを実施する際のルールとして，①自宅内に執務スペースを確保すること，②勤務開始時間と終了時間に上司にメールもしくは電話で報告することであった．テレワークの利用の仕方としては，通勤時間をなくしてその分，保育所への送迎や家事に時間をあてるために週2～3日程度設定する利用者が多かった．その結果，テレワークについて社内で理解が進んだこと，そして柔軟な働き方を推進する一環として，テレワークについて理由を問わず，上司に申告するだけで利用できる制度に変更を行った．この制度変更により，女性社員が中心であったテレワーク利用者が男性にも広がり，取得目的も様々なものがみられるようになった．

今後の課題

テレワークについて，今後の課題として，労働時間の管理が各個人に委ねられるため，容易に過重労働に陥ってしまうことが挙げられる．自宅に執務スペースがあるため，夜中でも作業が可能であり，その気になれば際限なく作業が可能になってしまうのである．過重労働にならないために，テレワーク実施者からの勤務時間報告だけでなく，実際の仕事の進捗状況や，リモートアクセスのログイン情報など複合的に記録し判断する必要があると考えられる．

第3部 資料

第9章　「科学的根拠に基づく産業保健分野における復職ガイダンス2017」の作成方法

第10章　採用論文

附　・略語
　　・参考資料

「科学的根拠に基づく産業保健分野における復職ガイダンス 2017」の作成方法

準備

透明性の高いガイダンス作成のために利害関係のバランスのとれたガイダンス作成グループを編成し，**利益相反（conflict of interest；COI）**の管理を行った．2016 年 1 月，日本産業衛生学会関東地方会を中心に，産業医部会，産業看護部会，産業歯科部会，産業衛生技術部会の会員から公募によって 23 名の復職ガイダンス策定委員会を作成した．

スコープ

1）重要臨床課題

復職ガイダンス策定委員会で取り上げた復職に関する重要な産業保健課題について，日本産業衛生学会ウェブサイトおよび関東地方会のメーリングリストで公募を行った．休職期間，復職の判断，主治医との連携，復職時の就業上の判断，繰り返し休職，休職の予防について約 100 件の課題が集まった．

2）レビュークエスチョン（RQ）の設定

復職ガイダンス策定委員会において，スコーピングサーチを行い優先度の高い RQ を 6 つにまとめ，PICO（patient（P），intervention（I），comparison（C），outcome（O））形式に定型化した（**表 9-1**）．公募されたアウトカムは，退職率，復職後のパフォーマンス，繰り返し休職の低下などが含まれたが，スコーピングサーチによる既存のシステマティックレビューから統合可能な主要アウトカムとして，休職期間と再休職率（アウトカムの重要性はそれぞれ 8，9）を設定し，これらをまとめて O として「復職に関する就業上のアウトカムを向上させるか」と表現した．

3）スコープの確定

2016 年 6 月，**ガイダンス作成計画書（スコープ）**をウェブサイト上で公開し，復職ガイダンスで取り上げるべき RQ について一般からもパブリックコメントを広く求め，中小企業・雇用形態の異なる労働者など多様な意見を反映させた．

システマティックレビュー

1）エビデンスの収集

Cochrane Library，PubMed，医中誌 Web の 3 つの文献データベースを用いて，既存の

利益相反	研究者（または所属する組織）の経済的，知的利益．研究結果に影響を及ぼすことのないよう開示，管理を行う．
スコープ	ガイドラインの企画書．ガイダンス作成前に，ガイダンス作成委員会によって決められた方針を公開することが望ましい．

表 9-1 復職に関する産業保健上の課題 公募から選定された 6 件の RQ 定型化

RQ	P : population	I : intervention	C : comparison	O : outcome
＊	休職中の労働者において	適切な休職期間の静養は	それ以外と比べて	復職に関する就業アウトカムを向上させるか
RQ1	休職者に対して	復職支援プログラム（リワーク）は	ない場合と比べて	復職に関する就業アウトカムを向上させるか
＊	休職者に対して	適切な復職の判断は	ない場合と比べて	復職に関する就業アウトカムを向上させるか
RQ2	休職者に対して	産業保健活動と臨床との連携は	ない場合と比べて	復職に関する就業アウトカムを向上させるか
RQ3	休職者に対して	ソーシャルサポートは	ない場合と比べて	復職に関する就業アウトカムを向上させるか
RQ4	休職者に対して	復職時の就業上の配慮は	ない場合と比べて	復職に関する就業アウトカムを向上させるか

＊はエビデンスがないため，future research question として，将来的な研究優先課題を明確にした．

システマティックレビューの検索式を一部改訂して検索を行った．既存のシステマティックレビューに採用された🔒**無作為化比較試験（randmised controlled trials；RCT）**などを追加した結果は，PRISMA フローチャート[1]にまとめ，RQ ごとに文献検索式とともにエビデンス集として公開している．**表 9-2** に示す選択基準および除外基準にしたがって，産業医 1 名とその他の産業保健職 1 名が独立してスクリーニングを行った．費用対効果については，独自の検索は行わず，採用した RCT 論文と同一の対象で検討されている論文を選定し，コストについて定性的に評価した．

2）エビデンスの評価

採用された RCT は，RQ ごとに Review Manager（RevMan）version5.3 を用いて，PICO の抽出，🔒**バイアスリスク**の評価を行った．コホート研究の RQ のバイアスリスクは，🔒**Newcastle-Ottawa scale（NOS）**[2]で評価した．GRADEpro GDT のウェブアプリ[3]を用いて，バイアスリスク，非一貫性，非直接性，不精確，出版バイアスを評価し，アウトカム

RCT	対照群と介入群を無作為に割り付け，介入の効果を比較する研究デザイン．
バイアスリスク	個々の RQ 論文の系統的偏りを選択バイアス，実行バイアス，検出バイアス，症例減少バイアス，その他のバイアスでリスクを評価．
Newcastle-Ottawa scale (NOS)	観察研究（症例対照研究，コホート研究）の場合にも，RCT と同様に研究の質評価を行うための指標．selection, comparability, outcome の観点から判定を行う．

表 9-2 採用論文のための主な選択基準，除外基準

	選択基準	除外基準
研究デザイン	RCT RCT がない場合は，観察研究 費用対効果研究	プロトコール，方法に関する論文または取組の紹介 実データに基づかない，エキスパートの意見のみの総説
対象（P）	職域における労働者の休職者を対象とした研究 悪性疾患，循環器疾患，整形外科疾患，精神科疾患，その他の疾患に関する研究	労災，産業中毒，薬剤・アルコール・タバコ中毒に関する研究 災害，刑務所，警察，軍隊などハイリスク職場，学童，大学生，高齢者施設の入所者を対象とした研究
介入（I）	職場との関わりがある介入	医療介入，個人的な生活介入が主体で，職場との関わりが検討されていない復職に関する研究
比較（C）	通常ケア（UC）など比較群のある研究	比較群の設定がないもの
アウトカム（O）	休職期間（連続変数，ハザード比），再休職率，スコア化された QOL など数値として記載があるもの	休職期間，復職率の記載がなく，Self-efficacy（スコア），痛みなどの疾患に関する指標のみをアウトカムとした研究
言語	日本語・英語	その他の言語

ごとの🔒**エビデンス総体**（body of evidence）の確実性を高・中・低・非常に低の 4 段階で評価し，summary of findings をエビデンス集としてまとめた．

3）推奨作成

システマティックレビューの結果が，日本の産業保健現場において一般化あるいは外挿可能か，専門性があるか，労働者（患者）／雇用者／企業の意向などから日本での適用可能性を RQ ごとに検討した．費用対効果についての論文も PICO にまとめ，コスト，資源，社会の負担について考慮し，各章に実行可能性を記載した．最終的に推奨作成グループにおいて，アウトカム全般のエビデンス総体の確実性を高・中・低・非常に低の 4 段階で表わし，望ましい効果と望ましくない効果のバランス，労働者・会社の価値観，費用とともに，日本の産業保健現場に適用できるか慎重に検討した．🔒**推奨**は，投票による合意形成をへて，強い推奨と弱い推奨の 2 つ，推奨する・推奨しないの 2 方向，計 4 種類で明確に提示した．

エビデンス総体	介入とアウトカムごとに，研究論文のエビデンスを系統的に評価，統合したもの．

推奨	レビュークエスチョンの回答を「強い推奨」，「弱い推奨」の 2 つ，「推奨する」，「推奨しない」の 2 方向で表した文章．エビデンス総体の確実性，益と害のバランス，患者の価値観，費用から総合的に判断する．

4）外部評価

RQ の設定とスコープの公開，②推奨作成，③ガイダンス草案の公開の 3 段階で行った．草案の外部評価は，産業ストレス学会，衛生管理者協議会，法律家などに推奨の妥当性など内容に関する評価を，一般の方にも読みやすさなどご意見をいただき対応した．ガイドラインの方法論者に **AGREEII**[4] による作成方法の妥当性評価を依頼するとともに，著者らが AGREEII reporting checklist[5] を用いて記載内容評価を行った．

参考文献

1) Moher D, Liberati A, Tetzlaff J, et al : The PRISMA Group. Preferred Reporting Items for Systematic Reviews and Meta-Analyses : The PRISMA Statement. *Ann Intern Med* 151:264-269, 2009
2) GA Wells, B Shea, DO'Connell, et al : The Newcastle-Ottawa scale (NOS) for assessing the quality of nonrandomised studies in meta-analyses. [Online]. [cited 2017 Sep 12]；Available from：URL http://www.ohri.ca/programs/clinical_epidemiology/oxford.asp.（2018.9.9 参照）
3) GRADE Working Group：DECIDE.［Online］. 2011-2015［cited 2017 Sep 12］；Available from：URL https://www.decide-collaboration.eu/（2018.9.9 参照）
4) EBM 医療情報部（Minds）：AGREE II 日本語訳 [Online]. 2016[cited 2017 Sep 12]；Available from：URL http://minds4.jcqhc.or.jp/minds/guideline/pdf/AGREE2jpn.pdf
5) The AGREE Research office：AGREE Reporting Checklist.［Online］. 2017[cited 2017 Sep 12]；Available from：URL http://www.agreetrust.org/wp-content/uploads/2017/05/AGREE-Reporting-Checklist_Japanese.pdf.（2018.9.9 参照）

コラム　利益相反（COI）

医学における利益相反（conflict of interest；COI）では，製薬企業などが研究者や研究機関の責任に不当な影響を与え，患者さんや研究参加者に重大なリスクを生じうるような利害の対立状況が問題となること多くありました．臨床研究の実施や診療ガイドラインの作成に先立って，利益相反について開示し，利益相反を有する人が意思決定に関わらないよう管理方針を予め決めておくことが求められています．（日本医学会ガイドライン　http://jams.med.or.jp/guideline/（2018.9.9 参照））

AGREE II 　診療ガイドラインの作成方法，作成過程についてガイドラインの質を評価するためのツール．

10 採用論文

　原則として研究デザインは RCT（＊はコホート研究）である．介入に関するエビデンスがなかった 2 つのレビュークエスチョンは，🔒 **Future research question（研究優先課題）** とし，今後の優先課題を明記した．複数の RCT が検索された RQ1 と 2 については，休職期間について統合可能な RCT があり，定量的システマティックレビュー（メタアナリシス）を行った．コホート研究が 1 件のみだった RQ3，RCT1 件とコホート研究 2 件だった RQ4 については，定性的システマティックレビューのみを行った．

　1）RQ1　11 件
- 筋骨格系障害 5 文献（**表 10-1-1**）：Loisel 1997[1]，Verbeek 2002[2]，Arnetz 2003[3]，Anema/Steenstra 2007[4]，Bültmann 2009[5]．
- メンタルヘルス不調 6 文献（**表 10-1-2**）：van der Klink 2003[6]，Brouwers 2006[7]，van der Feltz-Cornelis 2010[8]，van Oostrom 2010[9]，Willert 2011[10]，Vlasveld 2013[11]

　2）RQ2　4 件（**表 10-2**）
- 筋骨格系障害 2 文献：Lambeek 2010[12]，Vermeulen 2011[13]
- メンタルヘルス不調 1 文献：van der Feltz-Cornelis 2010[8]（RQ2 にも採用）
- 悪性腫瘍 1 文献；Tamminga　2013[14]

　3）RQ3　1 件（**表 10-3**）
- Brouwer　2010[15] ＊

　4）RQ4　3 件（**表 10-4**）
- 筋骨格系障害 3 文献：Viikari-Juntura 2012[16]，Sampere 2012[17] ＊，van Duijn 2008[18] ＊

　費用対効果については，好ましい効果の文献検索によって得られた採用論文に関して，本文中に記載，または別論文として公表された論文について定性的にレビューを行った．ソーシャルサポート（RQ5），復職時の就業上の配慮（RQ6）について，費用に関する文献は検索されなかった．
　採用された論文の詳細は，日本産業衛生学会関東地方会 HP にて公開されているエビデンス集を参照してほしい（http://jsohkant.umin.jp/misc/3HP/evidence_index.pdf）．本ガイダンスは，（公財）日本医療機能評価機構が公開している Minds（マインズ）ガイドラインライブ

| future research question | ガイドラインに採用できるエビデンスがないレビュークエスチョン．推奨は提示できないが，今後の優先的な課題として記載することが望ましい． |

表 10-1-1 RQ1 の採用文献（筋骨格系障害 5 文献）

文献	発行年	Loisel 1997[1]	Verbeek 2002[2]	Arnetz 2003[3]	Anema/Steenstra 2007[4]	Bultmann 2009[5]
対象(P)	国	カナダ	オランダ	スウェーデン	オランダ	デンマーク
	対象疾患	腰痛	腰痛	筋骨格系障害	非特異的腰痛	筋骨格系障害
	休職期間	4 週間〜3 カ月	10 日以上	4 週間以上	2〜6 週間	4〜12 週間
	年齢	18〜65 歳	39 ± 8.7 歳	42.7 ± 10.1 歳（介入群） 42.1 ± 10.4 歳（対照群）	18〜65 歳	18〜65 歳
	人数	130 人（UC26 人，CI31 人，OI22 人，CI+OI25 人）	120 人（UC59 人，I61 人）	137 人（UC72 人，I65 人）	196 人（UC100 人，WI96 人）	113 人（UC47 人，I66 人）
介入(I)		産業介入：産業医による調査や治療法の提案，臨床介入（CI）：腰痛専門医の診察，腰痛学校への参加，完全介入（Full I）：上記すべて	腰痛対策の訓練を受けた OP による早期の産業保健対応：診断，問題分析，分析に基づく介入，評価	現状把握のための FK ケースマネジャーとの面談	職場介入：利害関係者全員によるケースマネジメント	CTWR; 制度化された，多専門家による業務障害分析および復職計画の立案
	対応するリワーク	作業＆医療	作業	作業	作業	作業
	介入場所	職場	産業保健センター	国立健康保険部局（FK）および職場	職場	職場
	利害関係者 *主な介入担当者と教育			労働者　雇用主／管理者		
		産業医	産業医*	産業セラピスト	産業医	産業医，産業理学療法士
		管理部門および組合の代表者 人間工学専門家，専門医，一般開業医	産業医を対象に腰痛管理のガイドラインを学ぶ月1回のセッションを10回	FK ケースマネジャー*，人間工学専門家	人間工学専門家*，理学療法士，一般開業医 産業医，理学療法士，人間工学専門家に対する訓練講座	社会福祉指導員*，市のケースマネジャー，カイロプラクター，精神科医，ケースワーカー，一般開業医
比較(C)		UC CI, OI, or CI+OI	UC	UC	UC	従来のケースマネジメント
就業アウトカム(O)		常勤までの休職期間（中央値）：60 日（CI+OI）vs 120.5 日（UC） HR 2.23（95% CI 1.04〜4.80）	復職までの期間（中央値）：51 日（介入）vs 64 日（UC） HR 1.3（95%CI 0.9〜1.9）	総休職日数の平均：144.9 日（介入）vs 197.9 日（UC）	復職までの期間（中央値）：77 日（介入）vs 104 日（UC） HR 1.7（95% CI 1.2〜2.3）	累積休職時間（中央値）：476 時間（CTWR）vs 892 時間（UC）

OP = 産業医（occupational physician），CTWR = オーダーメード作業リハビリテーション（coordinated and tailored work rehabilitation），UC = 通常対応（usual care），I =介入（intervention）

ラリでも無料公開されている（http://minds.jcqhc.or.jp）

5）RQ1　5 件
- 筋骨格系障害 3 文献：Steenstra 2007[19]（Anema/Steenstra 2007[4] の費用対効果論文），Arnetz 2003[3]，Bültmann 2009[5]
- メンタルヘルス不調 2 文献：van Oostrom 2010[20]（Oostrom 2010[9] の費用対効果論文），Brouwers 2007[21]（Brouwers 2006[7] の費用対効果論文）

表 10-1-2　RQ1 の採用文献（メンタルヘルス不調 6 文献）

	文献　発行年	van der Klink 2003[6]	Brouwers 2006[7]	van der Feltz-Cornelis 2010[8]	van Oostrom 2010[9]	Willert 2011[10]	Vlasveld 2013[11]
対象(P)	国	オランダ	オランダ	オランダ	オランダ	デンマーク	オランダ
	対象疾患	適応障害	メンタル	メンタル	うつ病	メンタル	大うつ病
	休職期間	2W 以上	3M 以下	6W 以上	2～8W	-	4～12W
	年齢	39±8.0 (I) 42±8.8 (C)	18～60 歳	24～59 歳（平均 42 歳）		18～67 歳	41.9±11.4(I) 43.4±11.4 (C)
	人数	192 人（UC83 人, I109 人）	194 人（UC96 人, I98 人）	60 人（UC31 人, I29 人）	145 人（UC72 人, I73 人）	102 人（WLC51 人, I51 人）	126 人（UC61 人, I65 人）
介入(I)	介入の概要	訓練を受けた OP による合せて 90 分以上になる対面面接を 4, 5 回.	SW による 50 分の面接を 5 回. ①問題分析 ②解決の戦略 ③戦略の実行	訓練を受けた OP による復職を目指す指導, 精神科医による面談	労働者, 上司, 産業医と復職コーディネータ（会社の SW）で行う 3 回の会合	3 か月間で精神科医・心理士による 8 回 CBT の紹介, ストレス教育, 問題分析と解決戦略など	認知再構成や職場復帰に焦点をあてたプログラムと職場分析と改変, 復職までの計画を含む職場介入
	介入場所	職場	-	職場	職場	病院（職業病医学科）	産業保健センター
	利害関係者の参加 *主な介入担当者	労働者, OP*	労働者 SW*, 一般開業医	労働者 雇用主／管理者 OP*, 精神科医	労働者 雇用主／管理者 OP, 復職コーディネータ・SW*	精神科医*	労働者 雇用主／管理者 OP*, 職場復帰支援担当職員*
	介入担当者への教育	OP への教育 3 日間	3 日間＋フォローアップ 2 回	OP および精神科医への診断, 治療, 復職教育	復職コーディネーターへの教育	CBT の訓練コース受講者	OP と CM に対して 2 日間の訓練
比較 (C)		UC	UC	UC	UC	Wait-list control (WLC) 3 カ月後に介入を実施	UC
就業アウトカム (O)		患者レベル解析による完全復職までの期間（中央値）：47 日（95%CI 41～53）(I) vs 63 日（95%CI 43～83）(UC) 割合比 1.41（95%CI 1.04～1.92）	完全復職までの期間（中央値）：120 日 (I) vs 119 日 (UC)（95%CI -34.5 to 42.3）休業期間の短縮は認めず	復職までの期間：122 日（95％CI 77～166）(I) vs 190 日（95%CI 134～246）(UC) 68 日の短縮 (p=0.078)	完全復職までの期間（中央値）：96 日（IQR 52～193）(I) vs 104 日（IQR 52～195）(UC) HR 0.99（95%CI 0.70～1.39）休業期間は短縮せず	16 週後の自己報告による休業日数（中央値と range）：32（7～66）日 (I) vs 61.5（43～90）日 (WLC) p=0.07	復職までの平均期間；190 日 (I) vs 210 日 (UC) 休業期間の短縮は認めず

OP ＝産業医（occupational physician）, SW ＝社会福祉士（social worker）, UC ＝通常対応（usual care）, IQR ＝四分位範囲（interquartile range）

表 10-2　RQ2 の採用論文（RCT4 文献）

文献 発行年		van der Feltz-Cornelis 2010[8]	Lambeek 2010[12]	Vermeulen 2011[13]	Tamminga 2013[14]
対象(P)	国	オランダ	オランダ	オランダ	オランダ
	対象疾患	メンタル	腰痛	筋骨格系障害	乳癌・婦人科系癌
	休職期間	6W 以上	3〜24 カ月	2〜8 週間	26.5 ± 35.1 日 (I) 15.0 ± 53.1 日 (UC)
	年齢	24〜59 歳（平均 42 歳）	18〜65 歳	44.0 ± 10.7 (I) 45.6 ± 9.0 (C)	18〜60 歳
	人数	60 人 (UC31 人, I29 人)	134 人 (UC68 人, I66 人)	163 人 (UC84 人, I79 人)	133 人 (UC68 人, I65 人)
介入(I)	介入の概要	訓練を受けた OP による復職を目指す指導，精神科医による面談（対面，または電話面接） 担当精神科医と OP の連携	治療計画の立案，職場観察，基礎運動能力検査（3 回），個人専用の運動訓練（26 回） 産業医と復職へ向けたリハビリチーム（医療専門家，理学療法士）との協働支援が介入	復職コーディネータと労働専門家，および労働者との面談で復職の問題分析 3 者による解決戦略，参加型復職支援プログラムの立案と実施	病院での復職教育とサポート（15 分の対面面接を 4 回） OP，労働者，雇用主による復職計画立案（対面面接 1 回）
	介入場所	職場	職場	―	病院・職場
	利害関係者の参加 *主な介入担当者	労働者　雇用主/管理者 OP 精神科医	労働者　雇用主/管理者 OP* 産業セラピスト 理学療法士，医療専門家	労働者 ― 復職コーディネータ*，保険会社の医師，労働専門家，ケースマネージャー	労働者　雇用主/管理者 OP 主治医，腫瘍学看護師，医療ソーシャルワーカー*
	介入担当者への教育	OP および精神科医への診断，治療，復職教育	―	復職コーディネータへの教育	―
比較 (C)		UC	UC	UC	UC
就業アウトカム (O)		復職までの期間：122 日 (95% CI, 77〜166) (I) vs 190 日 (95%CI 134〜246) (UC) 68 日の短縮 (p=0.078)	復職までに要した日数の中央値は介入群で 120 日早期であった． HR1.9 (95%CI 1.2〜2.8)	復職までに要した日数の中央値：161 日 (IQR88〜365) (I) vs 299 日 (IQR 71〜365) (UC) HR (T>90days) 2.24 (95%CI 1.28〜3.94)	完全復職までの日数中央値：283 日 (25〜394) (I) vs 239 日 (77〜457) (UC) HR 0.88 (95%CI 0.53〜1.5)

OP = 産業医（occupational physician），UC = 通常対応（usual care），I = 介入（intervention），IQR = 四分位範囲（interquartile range）

表 10-3 RQ3 の採用論文（コホート研究 1 文献）

	Brouwer 2010[15]	
研究デザイン	コホート研究	
Total	3 Stars	
Quality	Low	
対象(P)	国	オランダ
	対象疾患	筋骨格系障害，その他の身体障害，メンタルヘルス不調
	休職期間	～12W
	人数・年齢	サブグループ分析に全部で 862 人の労働者が参加 内訳は， 筋骨格系：342～352 人（45.4 ± 9.4 歳） その他の身体障害：251～265 人（47.7 ± 9.5 歳） メンタルヘルス不調：238～245 人（44.2 ± 9.4 歳）
	選抜対象群	Brouwer 2009 の 1 年後のフォローアップ解析
ばく露（E）		受けていると思われるソーシャルサポートは独自の基準化されたスケールで測定．対象者は復職に関して家族，管理者，同僚，看護人，およびコミュニティーから社会的サポートを受けていると思うかとの質問に 4 段階で回答
就業アウトカム（O）		休職期間：平均（SD）（日）は， 筋骨格系障害：126.85（85.70） その他の身体障害：148.31（85.00） メンタルヘルス不調：148.78（82.34）

表 10-4　RQ4 の採用論文（RTC1 論文，コホート研究 2 論文）

		Viikari-Juntura 2012[6]
研究デザイン		RCT
対象(P)	国	フィンランド
	対象疾患	筋骨格系障害
	休職期間	前月に 2 週間以上，前 3 カ月に 30 日以上休職していない者
	年齢	18〜60 歳
	人数	63 人（介入群 31 人，対照群 31 人）
	選抜対象群	正規または長期雇用で週 30 時間以上の就業 中・大企業（民間／公共）の 6 つの産業保健機構に相談に来た患者
介入(I)	介入の概要	通常勤務が不可能となった傷病者を短時間勤務と完全休業に無作為に割り付け．短時間勤務の定義は，就業時間を半分に短縮（70%），労働日数および時間の短縮（30%）必要な場合，労働内容の軽減
	介入場所	職場
	利害関係者の参加 *主な介入担当者	職場関係者：労働者，雇用者／管理者 産業保健職：OP，保健医* その他：―
比較（C）		完全休職
就業アウトカム（O）		4 週間以上続く復職までの休職期間（中央値）： 12 日（介入群）vs　20 日（対照群）（p=0.10） Age-adjusted HR = 1.60（95%CI，0.98〜2.63） 12 カ月追跡の総休職期間は，介入群の方が 20% 短かった．

		Sampere 2012[17]	van Duijn 2008[18]
研究デザイン		コホート研究	コホート研究 van Duijn 2005 の再休職に関する追加解析
Total		8 Stars	8 Stars
Quality		High	High
対象(P)	国	スペイン	オランダ
	対象疾患	筋骨格系障害（47%），精神疾患（18%），その他（35%）	筋骨格系障害
	休職期間	15 日以上	2〜6 週間
	年齢 人数 選抜対象群	655 人 バルセロナとマドリードの 22,626 社の 210,285 人	軽減作業：54 人（43±7 歳） 非軽減作業：83 人（44±7 歳）
ばく露（E）		比較した就業上の要素 1. 体をひねる・曲げる作業が就業時間の 75% 以上 2. 身体的活動が多いなど	軽減業務（産業医により指示された軽減作業や短時間勤務）
比較（C）		1. 体をひねる・曲げる作業が就業時間の 75% 未満 2. 身体的活動が低い，または軽度であるなど	非軽減作業
就業アウトカム（O）		要素 1 & 2 で休職期間が有意に長くなる 1. HR 0.81（95%CI 0.67〜0.97） 2. HR 0.78（95%CI 0.65〜0.93） *介入を軽減作業として配慮すれば休職期間を短縮できると応用的に解釈可能．	軽減業務の実施は再休職率を低下させる（OR 0.35　95%CI 0.16〜0.78）

6）RQ2　2件
- 筋骨格障害 2 文献：Lambeek　2010[22]（Lambeek　2010[12] の費用対効果論文）
- 悪性腫瘍 1 文献：Tamminga　2013[14]

介入の効果の参考文献（「復職ガイダンス 2017」採用論文）

RQ1

1) Loisel P, Abenhaim L, Durand P, et al：A population-based, randomized clinical trial on back pain management. *Spin*（Phila Pa 1976）22：2911-2918, 1997
2) Verbeek JH, van der Weide WE, van Dijk FJ：Early occupational health management of patients with back pain：a randomized controlled trial. *Spine*（Phila Pa 1976）27：1844-1851, 2002
3) Arnetz BB, Sjögren B, Rydéhn B, et al：Early workplace intervention for employees with musculoskeletal-related absenteeism：a prospective controlled intervention study. *J Occup Environ Med* 45：499-450, 2003
4) Anema JR, Steenstra IA, Bongers PM, et al：Multidisciplinary rehabilitation for subacute low back pain：graded activity or workplace intervention or both? A randomized controlled trial. *Spine*（Phila Pa 1976）32：291-298, 2007
5) Bültmann U, Sherson D, Olsen J, et al：Coordinated and tailored work rehabilitation：a randomized controlled trial with economic evaluation undertaken with workers on sick leave due to musculoskeletal disorders. *J Occup Rehabil* 19：81-93, 2009
6) van der Klink JJ, Blonk RW, Schene AH, et al：Reducing long term sickness absence by an activating intervention in adjustment disorders：a cluster randomised controlled design. *Occup Environ Med* 60：429-437, 2003
7) Brouwers EP, Tiemens BG, Terluin B, et al：Effectiveness of an intervention to reduce sickness absence in patients with emotional distress or minor mental disorders：a randomized controlled effectiveness trial. *Gen Hosp Psychiatry* 28：223-229, 2006

RQ2

8) van der Feltz-Cornelis CM, Hoedeman R, de Jong FJ, et al：Faster return to work after psychiatric consultation for sicklisted employees with common mental disorders compared to care as usual. A randomized clinical trial. *Neuropsychiatr Dis Treat* 6：375-385, 2010
9) van Oostrom SH, Heymans MW, de Vet HC, et al：Economic evaluation of a workplace intervention for sick-listed employees with distress. *Occup Environ Med* 67：603-610, 2010
10) Willert MV, Thulstrup AM, Bonde JP：Effects of a stress management intervention on absenteeism and return to work--results from a randomized wait-list controlled trial. *Scand J Work Environ Health* 37：186-195, 2011
11) Vlasveld MC, van der Feltz-Cornelis CM, Adér HJ, et al：Collaborative care for

sick-listed workers with major depressive disorder : a randomised controlled trial from the Netherlands Depression Initiative aimed at return to work and depressive symptoms. *Occup Environ Med* 70 : 223-230, 2013

12) Lambeek LC, van Mechelen W, Knol DL, et al : Randomised controlled trial of integrated care to reduce disability from chronic low back pain in working private life. *BMJ* 340 : c1035, 2010

13) Vermeulen SJ, Anema JR, Schellart AJ, et al : A participatory return-to-work intervention for temporary agency workers and unemployed workers sick-listed due to musculoskeletal disorders : results of a randomized controlled trial. *J Occup Rehabil* 21 : 313-324, 2011

14) Tamminga SJ, Verbeek JH, Bos MM, et al : Effectiveness of a hospital-based work support intervention for female cancer patients − a multi-centre randomised controlled trial. *PLos One* 8 : e63271, 2013

RQ3

15) Brouwer S, Reneman MF, Bültmann U, et al : A prospective study of return to work across health conditions : perceived work attitude, self-efficacy and perceived social support. *J Occup Rehabil* 20 : 104-112, 2010

RQ4

16) Viikari-Juntura E, Kausto J, Shiri R : Return to work after early part-time sick leave due to musculoskeletal disorders : a randomized controlled trial. *Scand J Work Environ Health* 38 : 134-143, 2012

17) Sampere M, Gimeno D, Serra C : Effect of working conditions on non-work-related sickness absence. *Occup Med* 62 : 60-63, 2012

18) van Duijn M, Burdorf : Influence of modified work on recurrence of sick leave due to musculoskeletal complaints. *J Rehabil Med* 40 : 576-581, 2008

費用対効果の参考文献

19) Steenstra IA, Anema JR, van Tulder MW, et al : Economic evaluation of a multi-stage return to work program for workers on sick-leave due to low back pain. *J Occup Rehabil* 16 : 557-578, 2006

20) van Oostrom SH, Heymans MW, de Vet HC, et al : Economic evaluation of a workplace intervention for sick-listed employees with distress. *Occup Environ Med* 67 : 603-610, 67, 2010

21) Brouwers EP, de Bruijne MC, Terluin B, et al : Cost-effectiveness of an activating intervention by social workers for patients with minor mental disorders on sick leave : a randomized controlled trial. *Eur J Public Health* 17 : 214-220, 2007

22) Lambeek LC, Bosmans JE, van Royen BJ, et al : Effect of integrated care for sick listed patients with chronic low back pain : economic evaluation alongside a randomised controlled trial. *BMJ* 341 : c6414, 2010

略語集

フルスペル	略語	日本語訳
The Appraisal of Guidelines for Research & Evaluation	AGREEII	(ガイドラン評価ツール)
Guides to the Evaluation of Work Ability and Return to Work	AMA Guide	米国医師会が 2011 年に出版した復職ガイド
control	C	対照
cognitive behavioral therapy	CBT	認知行動療法
confidence interval	CI	信頼区間
conflict of interest	COI	利益相反
Employee Assistance Program	EAP	従業員支援プログラム
evidence-based medicine	EBM	科学的根拠に基づく医療
evidence to decision	EtD	(GRADE の推奨作成のための表)
The Statement of Fitness for Work	Fit Note	就業両立意見書（英国）
grading of recommendations, assessment, development and evaluation	GRADE	グレード
hazard ratio	HR	ハザード比
intervention	I	介入
International Classification of Functioning, Disability and Health	ICF	国際生活機能分類
information and communication technology	ICT	情報通信技術
interquartile range	IQR	四分位範囲
Medical Information Network Distribution Service	MINDS	マインズ医療情報サービス
maximum medical improvement	MMI	最大医療改善
not applicable	NA	該当なし
National Institute for Health and Care Excellence	NICE	国立医療技術評価機構（英国）
National Institute of Occupational Safety and Health	NIOSH	国立労働安全衛生研究所（米国）
The Newcastle-Ottawa Scale	NOS	(観察研究用バイアスリスクの評価スケール)

フルスペル	略語	日本語訳
Organization for Economic Co-operation and Development	OECD	経済協力開発機構
outcome	O	転帰
occupational physicians	OP	産業医
odds ratio	OR	オッズ比
Occupational Safety and Health Administration	OSHA	労働安全衛生庁
patient	P	患者
patient, intervention, comparison, outcome	PICO	クリニカルクエスチョンの要素
preferred reporting items for systematic reviews and meta-analysis	PRISMA	（PRISMA フローチャート　RevMan にて"Study flow diagram"が簡単に作成できる）
physical therapist	PT	理学療法士
quality of working life	QoWL	労働生活の質
randomized controlled study	RCT	無作為化比較試験
review question	RQ	（レビューのための疑問・課題）
return to work	RTW	復職
standard deviation	SD	標準偏差
standard error	SE	標準誤差
social worker	SW	社会福祉士
usual care	UC	通常ケア
week	W	週
World Health Organization	WHO	世界保健機関

参考資料1 生活リズム表

所属　　　　　　氏名

日付	曜日	■睡眠　□外出　食事等の時間を記入してください。																								合計睡眠時間	疲労度
		0	1	2	3	4	5	6	7	8	9	10	11	12	13	14	15	16	17	18	19	20	21	22	23		備考
例		←　　睡眠　　→						起床 朝食 ←散歩→						昼食 昼寝 受診 買物 ←　　　　　　→ ←→ ←→ ←→						←夕食→ ←入浴→ 就寝							(+)外出して疲れた
1																											
2																											
3																											
4																											
5																											
6																											
7																											
8																											
9																											

参考資料2　勤務情報を主治医に提供する際の様式例

　　　　　　　　　　病院　　　　　科
―――――――――――――――――――――
　　　　　　　　　　　　　　　先生
―――――――――――――――――――――

平素、当社従業員●●　○○さん（　　　　年　　月　　日生）がお世話になりありがとうございます。今後の（就業継続・復職）の可否、職場で配慮したほうがよいことなどありましたら、先生にご意見をいただきたく、従業員の同意を得た上で勤務に関する情報を提供いたします。

尚、当該社員は入社　　年目の（役職　　　　　　）、（家族と同居、独居）であり、弊社で利用可能な制度として、□配置転換、□病気休暇、□時差出勤制度、□短時間勤務制度、□在宅勤務（テレワーク）、□試し出勤制度、□その他（　　　　　　　　　　　　　）が活用できることを申し添えます。

下記ご記入の上、ご返信の程どうぞよろしくお願い申し上げます。

職　種	一般事務、バスの運転手、SEなど
職務内容	□主に座位でPC作業 □体を使う作業（重作業）　□体を使う作業（軽作業） □長時間立位 □車などの運転 □特殊作業　暑熱場所での作業、寒冷場所での作業、高所作業　など □その他特記すべき作業内容（　　　　　　　　　　　　　） □遠隔地出張（国内）　□海外出張　□単身赴任
勤務形態	□正社員　□契約社員　□パート社員　□その他（　　　　　）
主な勤務時間	時　　分～　　時　　分　（交代勤務　あり・なし） （時間外労働時間：　　月　　　時間、　　月　　　時間　） （国内出張：　　回／年・月・週、海外出張　　回／年・月・週）
通勤方法と時間	徒歩・自転車・電車・バス・自動車で　通勤時間：（　　　　　）分
休業可能期間	年　　月　　日まで（給与支給　あり・なし　傷病手当金●％　）

　上記内容を確認し、本情報を主治医に開示することを同意いたします。
　　平成　　年　　月　　日　　（本人署名）＿＿＿＿＿＿＿＿＿＿＿＿＿＿

平成　　年　　月　　日　　（会社名）
　　　　　　　　　　　　　（産業医）

参考資料3　主治医の意見の様式例（参考資料2の返信）

　　　　　　　　　　　　　　　　　会社
産業医　　　　　　　　　　　先生

患者氏名		生年月日	年　　月　　日
住所			

診断名	
治療の経過	（通勤や業務遂行に影響を及ぼし得る症状や薬の副作用等）
今後の予定	（入院治療・通院治療の必要性、今後のスケジュール（半年間、月1回の通院が必要、等））
就業継続の可否	□可 □就業上の措置があれば可能 □就業不可
望ましい就業上の措置（配慮）	□普通残業　　　　〇時間以内／月 □休日・深夜勤務禁止 □出張禁止 □その他（　　　　　　　　　　　　　　　　　）
備考	
上記の措置期間	年　　月　　日　～　　年　　月　　日

上記のとおり、診断し、就業継続の可否等に関する意見を提出します。
　　平成　　年　　月　　日　　　　　　　　病院　　　　　　科

索 引

和 文

あ
アサーション・トレーニング 32
アブセンティズム 22
安全健康配慮義務 12

い
医中誌Web 65

う
うつ病 29

え
衛生管理者 7
エビデンス総体 66

か
外部評価 67
カウンセリング 28

き
休業 6
休職 4, 11
休職期間 7, 27
筋骨格系障害 27, 56, 68, 69, 71, 72, 73

け
ケースマネジメント 29
研究優先課題 65, 68
健康情報の管理 39

こ
コーチング 28
国際生活機能分類（ICF） 19
コホート研究 49, 68, 72, 73

さ
最大医療改善（MMI） 6
産業医 7, 14, 29, 69, 70, 71, 72
産業保健総合支援センター地域窓口 29

し
システマティックレビュー 64
疾病教育 28
就業アウトカム 3, 27, 36, 48, 56
就業限界 2, 4
就業制約 2, 4, 57
就業両立意見書 38
主治医や医療機関との連携 36, 43
守秘義務 13, 40
障害年金 9
状況対応型リーダーシップ 50, 51
職業性ストレス簡易調査票 52
職場復帰支援プラン 58
職場復帰準備性 18

す
推奨 66
スキーマ 33
スコーピングサーチ 64
スコープ 64
頭痛 32
ストレス 11, 17

せ
生活リズム表 21, 78

そ
ソーシャルサポート 3, 48, 54, 72

た
短時間勤務 57
短時間正社員制度 58

ち
治療と職業生活の両立 37

て
適応障害 29
テレワーク 58

に
認知行動療法（CBT） 2, 27

は
バイアスリスク 65
ハザード比（HR） 27, 37, 50, 69, 71, 73
働き方改革 59

ひ
病気欠勤 6
病者の就業禁止 12
費用対効果 68

ふ
復職 2, 11, 18
復職支援プログラム（リワーク） 3, 7, 26
復職準備性 18

プレゼンティズム 22

■■■■■■へ■■■■■
ペイフォーパフォーマンス 12

■■■■■■ま■■■■■
マインズ 68
マネジメント 11

■■■■■■む■■■■■
無作為比較試験（RCT） 65, 66

■■■■■■め■■■■■
メタアナリシス 68
メンタルヘルス不調 26, 68, 70, 71, 72

■■■■■■り■■■■■
利益相反 64
リーダーシップ 50
リハビリテーション 7, 10
リワーク（復職支援プログラム） 3, 5, 26

■■■■■■れ■■■■■
レディネスレベル 52, 53
レビュークエスチョン（RQ） 3, 64

■■■■■■ろ■■■■■
労働安全衛生法（安衛法） 12
労働衛生管理 12
労務管理 14

欧文

■■■■■■A■■■■■
AGREEII 67
AGREEII reporting checklist 67

■■■■■■B■■■■■
best practice 3, 48
body of evidence 66

■■■■■■C■■■■■
CBT (cognitive behavioral therapy) 2, 27
Cochrane Library 65
COI (conflict of interest) 64

■■■■■■E■■■■■
EAP (Employee Assistance Program) 3, 29

■■■■■■F■■■■■
Fit Note 38
full RTW (return to work) 10, 56
future research question 68

■■■■■■I■■■■■
ICF (International Classification of Functioning, Disability and Health) 19

■■■■■■L■■■■■
leader ship 50

■■■■■■M■■■■■
Minds 68

■■■■■■N■■■■■
NOS (Newcatle-Ottawa scale) 65

■■■■■■O■■■■■
OP (occupational physician) 69, 70, 71, 73

■■■■■■P■■■■■
partial RTW (return to work) 10, 56
PICO 64
PRISMA 65
PubMed 65

■■■■■■R■■■■■
RCT (randmised controlled trial) 65, 66, 68
Review Manager (RevMan) version5.3 65
RQ (review question) 65

■■■■■■T■■■■■
The Statement of Fitness for Work 38

執筆者一覧

編　　　集　日本産業衛生学会関東地方会「産業保健における復職ガイダンス策定委員会」
編集責任者　小島原 典子（東京女子医科大学 医学部 衛生学公衆衛生学第二講座）

小島原 典子（東京女子医科大学 医学部 衛生学公衆衛生学第二講座）
對木 博一（合同会社 アール）
照屋 浩司（杏林大学 保健学部 公衆衛生学）
道喜 将太郎（筑波大学 医学医療系）
能川 和浩（千葉大学大学院医学研究院 環境労働衛生学）
武藤 剛（順天堂大学 医学部 衛生学講座，Harvard T.H. Chan School of Public Health）
吉川 悦子（日本赤十字看護大学 看護学部）

（五十音順）

復職ガイダンス活用ハンドブック　定価（本体3,000円＋税）

2018年10月31日　第1版　第1刷発行 ©

編　　　集　日本産業衛生学会関東地方会
　　　　　　「産業保健における復職ガイダンス策定委員会」
発 行 者　藤原　大
編集協力　株式会社パピルス
印 刷 所　ベクトル印刷株式会社

発 行 所　株式会社 篠原出版新社
〒113-0034　東京都文京区湯島2-4-9 MDビル
電話（03）3816-5311（代表）　郵便振替 00160-2-185375
E-mail：info@shinoharashinsha.co.jp

乱丁・落丁の際はお取り替えいたします．
本書の内容の一部または全部を無断で複写・複製・転載すると著作権・出版権の侵害となることがあるのでご注意ください．
本書の電子化は私的使用に限り，著作権法上認められています．ただし，代行業者等の第三者による電子データ化，電子書籍化はいかなる場合も違法となります．
ISBN 978-4-88412-520-2

Printed in Japan